MÉMOIRE

SUR LE TRAITEMENT

DE L'ALIÉNATION MENTALE.

Imprimerie de HENNUYER ET TURPIN, rue Lemercier, 24. Batignolles.

MÉMOIRE

SUR LE TRAITEMENT

DE

L'ALIÉNATION MENTALE

PAR

M. le Dr A. PETIT (de Maurienne),

Membre titulaire du Conseil de salubrité publique, ancien secrétaire du même
Conseil, secrétaire de la Commission centrale de salubrité, l'un des collabora-
teurs du grand Dictionnaire des sciences médicales, médecin des épidémies
sous l'empire ; ancien médecin des hôpitaux civils de Paris, médecin en chef
de la prison pour dettes, membre de la Société royale académique de Savoie :
chevalier de l'ordre royal de la Légion-d'Honneur, etc.

Prix, 3 francs.

PARIS

CHEZ BÉCHET JEUNE, LIBRAIRE,
place de l'École-de-Médecine, 1 ;

ET CHEZ L'AUTEUR, RUE DE PROVENCE, 27.

1843.

PRÉFACE.

— —

Nous livrons au public un Mémoire qui sou-
lèvera sans doute contre nos opinions bien des
intérêts, et qui, d'un autre côté, pourra faire naître bien des espérances.

Sous le rapport de la science, nous détruisons
tout ce bagage, tout ce fatras scientifique, de di-
visions, de distinctions en espèces, sur lesquelles
la plupart des auteurs qui ont écrit sur l'aliénation mentale ont fondé leur réputation. En effet,
à quoi bon ces distinctions, si ce n'est à charger
inutilement la mémoire de mots plus ou moins
sonores, plus ou moins prétentieux, plus propres à cacher sous de fausses apparences la
nullité de certains esprits, qu'à servir les véri-
tables progrès de la science? Nous concevrions
leur utilité, si elles pouvaient conduire à quelques modifications avantageuses du traitement
que réclame l'aliénation mentale suivant l'espèce

1

d'aliénation que l'on a à traiter ; mais il n'en est pas ainsi : quelle que soit la nature du délire, il y a toujours un point quelconque plus ou moins étendu du cerveau, qui est à l'état maladif, et cet état est le même, au degré près, quel que soit le point affecté. Or, à la même nature de maladie il faut opposer la même nature de traitement ; la distinction en espèces, sous ce rapport, est donc parfaitement inutile, car les modifications essentielles qu'il peut être nécessaire d'apporter au traitement ne sauraient guère dépendre de l'espèce d'aliénation, mais bien de l'état général du malade, de son tempérament, de son âge, de la nature de sa constitution, et surtout de la marche aiguë ou chronique de la maladie et des complications qu'elle peut présenter.

Aujourd'hui la manie des grands mots pour exprimer de petites idées, ou des mots nouveaux, souvent barbarement composés, pour désigner des choses connues de tout temps, est portée si loin, que depuis quelques années il n'est plus possible de lire la plupart des ouvrages nouvellement publiés sans se munir d'un dictionnaire, et trop heureux encore si ce dictionnaire est assez récent pour que la grande création dont vous cherchez le sens ait passé dans son vocabulaire.

Verba et verba, voilà la science de beaucoup de nos célébrités : pour qui ne lit pas les anciens tout est nouveau, et en revêtant les vieilles idées d'un autre langage, on a l'air de se les approprier et de les produire pour la première fois. On se fait ainsi des admirateurs de la tourbe peu studieuse qui vous croit sur parole ; et, faute de contradicteurs, on finit par se persuader qu'on a fait faire un progrès réel à la science, lorsqu'on n'a fait que l'embrouiller.

L'anatomie pathologique, qui depuis vingt ans a fait des progrès incontestables, a paru d'abord devoir exercer une grande influence sur la pratique médicale. La connaissance des altérations organiques et des tissus que l'on rencontre à la suite d'une maladie qui s'est terminée par la mort, semblait, en effet, devoir en indiquer la véritable nature ; et pour beaucoup d'esprits, même sérieux, cette connaissance devenait un indice certain, positif, du mode de traitement que l'on devait suivre pour combattre la maladie avec succès : cependant cette manière de raisonner, vraie dans quelques circonstances, a fait commettre bien des erreurs, et souvent a conduit le médecin à un découragement funeste aux malades. On n'a pas assez fait attention que les altérations que l'on observe sur le cadavre sont bien plus souvent l'effet que la cause de la maladie ; qu'elles sont loin, en général, d'en indiquer la véritable nature, et que dans bien des cas on désespère des jours du malade parce qu'on suppose que de semblables altérations sont incurables. On abandonne le malade, comme si l'on pouvait juger avec certitude des ressources de la nature, et déterminer d'une manière positive, pendant qu'il vit encore, à quel degré d'altération est parvenu l'organe affecté.

Aussi les nosologistes qui ont fondé leurs classifications des maladies d'après les notions que l'anatomie pathologique leur a fournies se sont, suivant nous, souvent éloignés de l'ordre naturel : ils blâment sans mesure leurs devanciers ; ils traitent d'absurde toute classification antérieure à celle qu'a créée leur grand génie, et leurs adeptes, imbus de leurs préjugés, croient qu'il n'y a de vraie science que celle qu'ils possèdent.

Cependant, qu'ils sont loin encore d'être parvenus au degré de perfection qu'ils se flattent

d'avoir atteint, et que de déceptions ils trouve-
raient dans les faits qui s'observent chaque jour,
si un faux amour-propre ne les empêchait de les
reconnaître et d'en tenir compte! Nous en cite-
rons ici un exemple remarquable :

Nous avons vu dans le sein du conseil de salubrité un membre nouveau dans le conseil,
mais non pas sans mérite, s'écrier que la classification des maladies faite par le conseil de
salubrité, il y a plus de vingt-cinq ans, pour servir à la constatation des décès et à dresser le
tableau annuel de la mortalité de Paris, était
absurde, et comme preuve, l'honorable membre
citait pour exemple l'apoplexie, qui était placée
parmi les *névroses,* au lieu de figurer, disait-il,
dans la classe des *hémorrhagies.*

Eh bien, pour défendre cette classification qui
est notre ouvrage, et qui est devenue celui du
conseil par son adoption, nous dirons qu'à l'é-
poque où elle a été adoptée par le conseil, et
d'après la demande expresse de M. le ministre
de l'intérieur, une classification avait été produite par une commission de médecins et de chi-
rurgiens des hôpitaux, et une autre par une
commission formée de plusieurs professeurs de

la Faculté de médecine de Paris, et que des trois classifications, la nôtre avait paru la plus complète et la plus en rapport avec l'état de la science (à cette époque), et que, pour cette raison, elle avait été préférée.

Nous dirons de plus, que notre détracteur n'a pas été heureux dans le choix de l'exemple qu'il a cité; et pour nous justifier du ridicule que nous avons pu encourir à ses yeux et à ceux des médecins qui, comme lui, pensent que l'apoplexie doit être classée parmi les hémorrhagies et non parmi les névroses, nous nous bornerons à citer l'observation suivante (1) :

HOPITAL DE LA CHARITÉ. — M. BOUILLAUD. *Hémorrhagie cérébrale droite, avec hémiplégie gauche. — Mort. — Autopsie.*

« Étienne Paquier, âgé de soixante-dix-huit ans, malade depuis trois jours, est entré à la Charité le 2 février 1842, où il est mort le 9 du même mois.

« L'autopsie a été faite le 11 février, quarante-trois heures après la mort.

(1) *La Lancette française, Gazette des hôpitaux civils et militaires*, mardi 8 mars 1842 (u? 29, tom. IV, 2e série).

« A l'ouverture des méninges, il s'écoule de 60 à 80 grammes d'une sérosité sanguinolente. Les méninges elles-mêmes sont un peu injectées et épaissies, sans adhérences bien notables.

« La masse du cerveau est de consistance assez ferme. On rencontre un peu d'injection pointillée à l'intérieur de la substance blanche, surtout dans l'hémisphère droit; l'hémisphère gauche ne présente rien autre chose de notable; mais à droite, le doigt, arrivé à la partie antérieure du ventricule latéral, plonge tout à coup dans une substance ramollie d'un blanc grisâtre, sans trace actuelle d'épanchement sanguin; ce ramollissement intéresse la partie la plus reculée du bord strié et presque toute l'épaisseur du lobe postérieur de ce côté, son étendue pouvant être représentée par le volume d'un petit œuf de poule environ, et le ramollissement venant s'arrêter à un centimètre à peu près de la périphérie. »

L'autopsie peut-elle donner un démenti plus formel à la classification qui place les apoplexies parmi les hémorrhagies, et peut-on trouver quelque chose de plus absurde et de plus ridicule à la fois qu'une observation présentée sous ce titre : *Hémor-rhagie cérébrale droite avec hémiplégie gauche, — mort,* lorsque à l'autopsie on ne trouve qu'un ramollissement étendu d'un point du cerveau, sans aucun épanchement sanguin ? Autant vaudrait, en vérité, placer l'aliénation mentale parmi les hémorrhagies ; car lorsque l'aliénation se termine par la mort, c'est presque toujours par une attaque d'apoplexie qu'elle arrive à ce terme : quelquefois l'apoplexie est subite, et plus souvent elle est lente et graduelle ; elle produit alors l'hémiplégie à des degrés variés, et à l'aliénation se joint, pour l'ordinaire, la destruction successive des facultés intellectuelles, de manière que l'aliéné tombe dans un état d'idiotisme plus ou moins complet.

De son côté, l'apoplexie proprement dite, quand elle ne tue pas, laisse souvent le malade dans un état hémiplégique plus ou moins marqué, quelquefois avec perte de la mémoire, ou avec impossibilité de trouver le mot de l'idée que le malade veut exprimer ; ou, ce qui est plus singulier encore, le malade trouve le mot, il l'a présent à la pensée, mais il ne peut le prononcer, et en voulant le dire il s'aperçoit très-bien qu'il en prononcé un autre. Dans d'autres cas, enfin, à la suite d'une attaque d'apoplexie, le malade est atteint d'un trouble plus ou moins complet des facultés intellectuelles, et présente tous les caractères d'une véritable aliénation mentale sans qu'il y ait d'hémiplégie.

Nous ne parlons pas, dans le cours de notre Mémoire, des causes qui peuvent produire l'aliénation mentale ; ces causes sont nombreuses, et la plupart lui sont communes avec l'apoplexie.

Ainsi les excès de table, et particulièrement l'abus du vin et des liqueurs fortes, les chaleurs prolongées, et surtout l'action directe d'un soleil ardent, les passions vives, le travail assidu du cabinet, et particulièrement la contention habituelle de l'esprit vers une ou quelques idées seulement, la peur, la crainte, les chagrins domestiques, l'ambition, la jalousie, l'amour caché ou contrarié, les veilles prolongées, sont autant de causes qui peuvent ou provoquer une attaque d'apoplexie, ou produire l'aliénation mentale, suivant l'âge, le sexe, le tempérament et les prédispositions organiques des individus.

Nous ne disons rien non plus de l'étiologie de l'aliénation, c'est-à-dire de la manière dont elle

se produit, des états successifs que présente ordinairement le malade avant d'arriver au point
où les personnes qui l'entourent puissent s'a-
percevoir qu'il est aliéné ; car rarement l'aliénation est-elle brusque, survient-elle tout à coup :
le plus souvent elle se produit par degrés peu
sensibles ; on observe de loin à loin quelques sin-
gularités, quelques bizarreries, soit dans les actions, soit dans les paroles, auxquelles on ne fait
pas attention, et que l'on se rappelle ensuite.

L'exposition des causes et de l'étiologie de
l'aliénation mentale n'entraient pas dans le but
de notre travail ; nous voulions, pour le moment,
faire connaître seulement les avantages que l'on
peut retirer d'un traitement plus actif et plus
rationnel, suivant nous, que celui qui a été généralement employé jusqu'à ce jour : l'avenir et les
faits prouveront si nous nous sommes trompé
dans nos espérances.

MÉMOIRE

sur le traitement

DE L'ALIÉNATION MENTALE.

Avant d'avoir vu un grand nombre de malades atteints du typhus contagieux, nous avions une répugnance extrême à nous trouver en contact avec des aliénés; l'aspect d'un malade affecté d'aliénation mentale était pour nous des plus pénibles, depuis surtout qu'un de nos amis d'enfance, devenu aliéné, avait succombé, presque sous nos yeux, au traitement barbare que, dans un moment de colère, lui firent éprouver les gardiens de la maison de santé où il avait été placé.

Nous trouvions qu'il n'était pas d'êtres plus malheureux que ces pauvres malades, l'effroi de leur famille et de la société entière; leur séquestration, jugée jusqu'ici nécessaire à la sûreté publique; l'espèce d'opprobre qui s'attache à l'aliéné et qui rejaillit sur sa famille, opprobre qui le suit même après sa guérison lorsqu'il est assez heureux pour revenir à la santé; l'abandon où souvent le laissent ses amis et sa famille lorsque la maladie se prolonge; l'abus que l'on fait de la séquestration pour servir des intérêts sordides, malgré toutes les mesures protectrices dont la loi entoure les aliénés; le très-petit nombre de guérisons obtenues dans les maisons de santé comme dans les hospices destinés au traitement de ces malades, leurs rechutes fréquentes, tout nous éloignait de ces malheureux; malgré le triste sort qui les attendait, nous ne voyions alors, comme la plupart des médecins ne voient encore aujourd'hui, de refuge pour les aliénés, que les maisons de santé, ou les établissements publics destinés au traitement de l'aliénation mentale.

L'observation d'un grand nombre de malades affectés du typhus contagieux nous porta à réfléchir sur la nature de l'aliénation mentale, et à rechercher la véritable cause physique de cette maladie: il nous sembla que le délire et les monomanies, si fréquents dans le typhus contagieux, avaient une grande analogie avec les diverses variétés de l'aliénation; que dans les deux cas il y avait irritation, inflammation d'un point quelconque, plus ou moins étendu, du cerveau ou du cervelet, et que cette inflammation était à l'état aigu dans le typhus contagieux, et ordinairement à l'état chronique dans l'aliénation ; que, dans le premier cas, la cause évidente de l'irritation du cerveau ou de l'inflammation de son tissu était le miasme contagieux ; et dans le second, un concours de circonstances physiques ou morales, ou bien à la fois physiques et morales, propres à la produire.

L'analogie des altérations pathologiques que présente le cerveau des malades qui succombent au typhus contagieux, avec celles que l'on observe sur celui des aliénés, altérations qui dans les deux cas sont l'effet incontestable d'une inflammation aiguë dans le typhus, et chronique dans l'aliénation, est venue encore ajouter sa puissance à celle des faits que nous avions observés, et fortifier notre conviction sur la nature inflammatoire de l'aliénation mentale proprement dite.

Depuis le moment où nous avons eu formé notre conviction à cet égard, loin d'avoir de l'aversion pour donner nos soins aux malades aliénés, nous avons désiré nous trouver à même de mettre à exécution un plan de traitement que nous méditions. La maladie nous paraissait devoir être attaquée énergiquement par des moyens physiques, et nous ne considérions le traitement moral que comme tout à fait secondaire, comme devant favoriser l'action des moyens physiques en écartant de l'organe cérébral toute action capable de reproduire ou d'entretenir l'excitation du point malade, soit *directement*, en détournant l'attention de l'aliéné des idées qui le préoccupent d'une manière exclusive, soit *indirectement*, en prévenant toute émotion même affectueuse capable de le remuer, en lui interdisant tout travail intellectuel quelconque capable d'amener une excitation du cerveau et d'y déterminer l'abord du sang.

Ainsi, au physique, les saignées révulsives employées avec ménagement, les boissons délayantes, les bains de pieds et les bains entiers aidés de l'action de la glace ou des affusions d'eau froide sur la tête, les lavements émollients et purgatifs, les minoratifs; dans quelques cas, les vésicatoires comme révulsifs, et l'action prolongée, le jour et la nuit, de la glace sur la tête, lorsque le délire est continu, et que la coloration du visage et le brillant des yeux indiquent un état d'excitation permanente du cerveau.

Au moral, ne jamais contrarier le malade, ne

jamais le tromper; éviter avec soin toute plaisan-
terie sur son état; ne jamais amener la conversation sur les idées qui le préoccupent, à moins que
l'on ne puisse, par une suite de raisonnements, le
conduire à douter de la véracité de ces idées; et il
faut alors pressentir cette possibilité; ce qui demande
beaucoup de tact de la part du médecin. Il faut
aussi; lorsqu'il croit pouvoir discuter avec son malade, qu'il mette beaucoup de finesse et beaucoup
de logique dans la discussion; et si dans le cours de
la conversation il vient à s'apercevoir que le malade s'anime, que les raisons glissent pour ainsi
dire sans l'ébranler, il faut rompre immédiatement
la conversation et appeler l'attention de l'aliéné
sur un objet quelconque, par une exclamation,
dût-elle même paraître ridicule.

Parler avec un aliéné des idées qui le préoccupent, sans l'amener au doute, c'est aggraver sa maladie; c'est, comme on dit vulgairement, mettre
l'huile sur le feu.

Les personnes qui entourent le malade doivent
le traiter avec la plus grande douceur; il faut
qu'elles s'habituent à regarder tous ses actes et à
entendre toutes ses paroles comme le produit de
la maladie, et non comme dépendant de sa volonté;

elles ne doivent jamais laisser le malade un seul instant livré à lui-même; il faut qu'une personne raisonnable, douce et intelligente lui soit attachée jour et nuit. Si l'on est quelquefois obligé d'employer la force, il faut que ce soit passivement et toujours sans colère; qu'il aperçoive toujours autour de lui le sang-froid de la raison, et qu'il voie, dans les actes même de sévérité, le tendre sentiment de pitié qu'inspire son état, le vif intérêt qu'on lui porte.

Nous regardons la séquestration des aliénés comme très-fâcheuse, comme un véritable obstacle à leur guérison; nous en disons autant de leur complet isolement et de leur présence habituelle avec d'autres aliénés : nous devons cependant dire que cette dernière condition nous paraît moins dangereuse encore que l'isolement.

Tout travail intellectuel doit être sévèrement proscrit; nous ne permettons par même au malade d'écrire la lettre la plus simple, ou de lire un livre quelconque, capable de fixer un peu son attention et de provoquer, même à un faible degré, la moindre émotion.

Il faut que l'attention des aliénés soit continuellement portée sur les objets physiques qui les entourent; qu'ils se livrent à des travaux manuels, à des jeux qui les exercent, comme le jeu de billard, le jeu de boules, les jeux de cartes qui demandent peu d'attention; qu'ils fassent de fréquentes et longues promenades tantôt en ville, tantôt à la campagne, suivant le caractère du malade et la nature de l'aliénation.

Pendant les promenades, la personne qui accompagne l'aliéné doit sans cesse s'occuper de lui, lui parler, l'interrompre sans cesse s'il a l'air préoccupé, appeler son attention sur tout ce qui peut frapper ses sens, le mener dans des endroits très-fréquentés par le monde et par les voitures, de manière à ce qu'il soit obligé d'être constamment sur ses gardes, ou le conduire, au contraire, dans les champs, où il puisse trouver le silence, le calme, la paix; où la verdure, les fleurs, les ombrages, les effets variés de lumière et la douce haleine des vents puissent le rappeler à des idées plus heureuses, plus tranquilles, plus saines, plus raisonnables; mais dans tous les cas, nous ne saurions trop le répéter, il faut toujours que la personne qui accompagne l'aliéné s'occupe de lui, lui adresse la parole, et ne le laisse jamais à ses réflexions.

La musique, comme moyen de traitement, peut

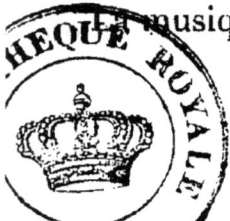

2

être employée utilement soit comme étude, soit comme exécution par le malade même, ou par une autre personne; mais l'étude ne devra consister que dans la partie mécanique, c'est-à-dire dans la représentation des sons par les notes, et celle des temps par les mesures; la partie scientifique de l'art ne devra jamais être enseignée, parce qu'elle nécessite une certaine contention d'esprit, un véritable travail intellectuel qui serait nécessairement nuisible au malade.

Pour ce qui est de la musique d'exécution, on ne devra faire exécuter par le malade, ou n'exécuter en sa présence, qu'une musique dont le caractère soit en opposition avec celui de l'aliénation dont il est affecté. Ainsi une musique vive, gaie, légère, conviendra aux malades taciturnes qui sont livrés à des idées tristes, à des craintes, à des frayeurs; une musique d'un rhythme plus lent, plus solennel, propre à inspirer des sentiments tendres, affectueux, conviendra de préférence aux aliénés que des idées ambitieuses de domination, de richesse, de grandeur, de supériorité dans tous les genres, rendent insensibles à tout sentiment étranger à leur passion, à ce profond égoïsme qui les porte à tout rapporter à leur *moi;* une musique efféminée, mélancolique, pourra convenir aux malades qui sont dans un état habituel de fureur; enfin la musique énergique, guerrière, pourra être d'un puissant secours pour remonter ces malheureux aliénés dont les idées de péché, de mort prochaine, de damnation éternelle, toujours présentes à leur pensée, détériorent l'organisation, l'affaiblissent, l'énervent au plus haut degré.

On conçoit que nous ne pouvons donner ici que des indications générales sur la nature de la musique qu'il peut convenir de faire exécuter ou entendre par les aliénés; l'observation seule du caractère de l'aliénation devra diriger le médecin dans le choix de celle qui pourra convenir à son malade. Il faut, à cet égard, une véritable étude pour bien apprécier les avantages que l'on peut obtenir de ce moyen de traitement sur chaque individu ; et sous ce rapport, comme sous beaucoup d'autres, dans les maisons consacrées au traitement des aliénés, on devra classer les malades par groupes, d'après l'analogie du caractère de leur aliénation.

Il nous paraît douteux que le spectacle, même la comédie, puisse être utile aux aliénés; sans parler de la chaleur des salles de spectacle toujours trop élevée pour eux, n'est-il pas à craindre que l'aliéné ne prenne au sérieux ce qui est tourné en ridicule sur le scène, et n'éprouve, par suite de la fausse direction de ses idées, un sentiment tout contraire à celui que l'auteur a voulu provoquer, ou ne voie un but tout autre que celui auquel il a voulu atteindre?

Le spectacle qui peut convenir aux aliénés est celui de Polichinelle ou celui des bateleurs, des joueurs de gobelets; spectacle en plein air, où le spectateur peut être pressé, poussé, incommodé par ses voisins; où il entend des riens, ou de grosses balourdises, et qu'il peut quitter quand il veut. Si cependant il s'agissait de comédies comme *le Malade imaginaire*, ou *le Médecin malgré lui*, de Molière, nous comprenons que la plupart des aliénés pourraient y assister avec avantage; mais pour ce qui est de la haute comédie, de la comédie de mœurs, nous ne saurions l'admettre qu'exceptionnellement pour quelques individus : ici la sagacité du médecin devra décider du choix qu'il peut faire utilement pour son malade.

La danse peut convenir à tous les aliénés; elle est à la fois un exercice utile et un puissant moyen de distraction; mais pour en retirer tout le fruit qu'on peut en attendre, il faut qu'elle ait lieu, autant que possible, en plein air, avec des personnes inconnues au malade, et toujours sous les yeux de son *mentor*, qui aura soin, autant qu'il sera possible, de varier les lieux où son malade pourra se livrer à cet exercice, et de surveiller les rapports qu'il verra s'établir entre l'aliéné et les diverses personnes avec lesquelles il sera dans le cas de danser ; car il serait dangereux que l'amour vînt à se glisser parmi les joies que l'on procure au malade : nous voulons parler de l'amour comme passion ; car quant à l'amour physique, comme satisfaction d'un besoin plus ou moins impérieux, non-seulement nous n'y verrions pas d'inconvénients, mais encore nous pensons que dans bien des cas il pourrait être utile de ne pas en priver complétement l'aliéné ; il faudra, sous ce rapport, accorder, avec beaucoup de mesure et de prudence cependant, quelque chose au besoin et même à l'habitude, mais éviter toujours, avec le plus grand soin, d'en provoquer le désir, soit par des conversations trop libres, soit par la vue d'objets licencieux.

Tels sont les moyens généraux de traitement que nous avons employés avec succès, et que nous croyons pouvoir recommander comme les plus propres à combattre l'aliénation mentale, quelle que soit son espèce.

Mais, nous devons le dire, ces moyens, employés

avec la plus haute intelligence, resteraient dans la plupart des cas sans résultat utile, si on ne secondait leur action par le régime le plus sévère : les aliénés en général ont un grand appétit, et sont très-disposés à user des boissons vineuses et alcooliques; on doit satisfaire cet appétit lorsqu'il est impérieux, en leur donnant des aliments qui, sous beaucoup de volume, contiennent peu de substance nutritive; mais, dans tous les cas, il faut les amener peu à peu à une raisonnable sobriété, et leur interdire d'une manière absolue l'usage du vin pur, des liqueurs fortes et du café noir; il faudra leur donner des potages au beurre ou au lait de préférence aux potages gras; des viandes blanches, du poisson, et le plus rarement possible des viandes noires; ne leur donner qu'une seule fois par jour de la viande, et en petite quantité; il faudra aussi limiter la quantité de pain, et suppléer à son usage par des pommes de terre cuites à la vapeur; les légumes et les fruits de toute espèce, le laitage et ses préparations fraîches, devront en conséquence, avec les aliments ci-devant indiqués, composer presque tout le régime des malades.

En suivant le traitement que nous venons d'indiquer, on obtiendra, en général, la guérison de

l'aliéné dans l'espace de trois à quatre mois, surtout si l'aliénation est récente ou peu ancienne;
mais une fois le malade guéri, il ne doit point encore être abandonné à lui-même ! il faut s'attacher
alors à détruire la disposition à la récidive, et nous
pensons qu'il est nécessaire pour cela de continuer le régime et le traitement pendant au moins
six à huit mois, car la disposition à la maladie est
plus longue à détruire que la maladie à guérir,
surtout si l'aliénation est déjà ancienne.

Une fois la guérison consolidée, le malade pourra
revenir peu à peu à ses occupations et à ses ha-
bitudes, en ayant soin néanmoins d'éviter, autant
qu'il sera possible, toutes les causes physiques et
morales capables de produire l'excitation du cerveau. Ainsi il évitera avec soin, les veilles prolongées, les travaux qui nécessitent une contention
d'esprit trop grande et trop longtemps soutenue,
les discussions trop vives, les grandes réunions,
surtout dans des lieux trop chauds et trop peu
aérés; il se livrera aussi, tous les jours, à un exercice modéré quelque temps qu'il fasse, et aura le
plus grand soin de suivre habituellement un régime très-doux; nous recommandons beaucoup
cette dernière condition, parce que nous la regar-

dons comme aussi essentielle dans le cas d'aliénation que dans le cas de gastrite, pour empêcher
la récidive de la maladie.

Nous avons dit que nous regardions la séquestration des aliénés comme dangereuse et souvent
funeste; en voici les raisons : d'abord elle nécessite presque toujours, dans les premiers moments,
l'emploi de la violence, qui ne manque jamais d'a-
mener un combat et par suite de produire une
surexcitation qui aggrave l'état du malade ; ou si
l'aliéné, d'un caractère naturellement doux, ne
cherche pas, par la force, à sortir de la maison où
l'on veut le retenir, il se trouve profondément affecté de la ruse qu'on a employée pour l'y conduire, et de la déception dont il est l'objet.

Ces premiers moments passés, la séquestration,
telle qu'elle est pratiquée aujourd'hui, entraîne
toujours soit l'isolement plus ou moins complet
du malade, soit son séjour parmi les aliénés, deux
conditions que nous regardons comme des plus
propres à empêcher son rétablissement.

Cependant, de ce que nous n'admettons pas la
séquestration des aliénés, il ne s'ensuit pas que
nous pensions qu'on doive les laisser dans leur famille, au milieu de leurs parents et de leurs amis;

notre avis est, au contraire, que l'on doit les en séparer complétement, soit qu'on les confie à une famille étrangère, soit qu'on les place dans un appartement avec une personne sûre et intelligente, qui ne devra plus les quitter qu'après leur guérison ; cette personne même ne devra pas leur être imposée, il faudra que le médecin arrive adroitement à la leur faire accepter, comme étant, en quelque sorte, de leur choix ; il en devra être de même pour l'appartement, que l'on garnira, autant qu'il sera possible, avec les meubles du malade, afin qu'il voie bien qu'il est toujours chez lui.

Bien qu'en général la personne que l'on placera auprès de l'aliéné doive lui être étrangère, inconnue, il sera quelquefois avantageux de faire exception à cette règle en faveur d'une personne que le malade affectionnera particulièrement, et qui, par suite de cette affection, pourra exercer sur lui quelque empire.

La personne qui sera placée auprès de l'aliéné devra être traitée avec beaucoup de déférence tant par le médecin que par les maîtres de la maison où se trouve l'aliéné, afin que celui-ci voie en elle plutôt un ami, un compagnon, qu'un serviteur à gages. Ainsi, tout en le servant, elle s'assiéra à sa table s'il mange seul, et à la table des maîtres de la maison, s'il mange avec eux, et, dans ce dernier cas, ceux-ci ne devront admettre que les aliments permis au malade, afin de ne point lui imposer de privations.

La chambre ou l'appartement du malade devra, autant qu'il sera possible, être exposé au levant, être haut de plafond et bien aéré; il devra, suivant l'état du malade, être placé sur une rue, où il y aura du bruit et du mouvement, ou sur une cour, un jardin, où tout sera calme, tranquille.

Lorsque l'état du malade permettra de le sortir, on le conduira tous les jours à la promenade, en la variant, comme nous l'avons déjà dit, suivant la disposition dans laquelle il se trouvera; s'il ne peut pas sortir, on le tiendra, autant qu'il sera possible, en famille, en cherchant à le distraire par une conversation futile et variée, par quelques jeux, ou à l'occuper par des travaux manuels; si son état ne permet pas qu'il reste en famille, la personne qui en prend soin ne devra pas le quitter sans se faire remplacer convenablement. Enfin, si l'aliénation est à l'état aigu, si le malade ne peut entendre aucune raison, et qu'il se livre à des actes qui demandent à être réprimés, on lui mettra la camisole de force, et au besoin on le retiendra dans son lit, où on le traitera comme s'il était atteint d'une fièvre maligne; et aussitôt qu'il reviendra à un état lucide, on s'empressera d'accéder aux demandes raisonnables qu'il pourra faire, et on profitera du moment, pour lui faire sentir la nécessité des mesures de sûreté que l'on prend à son égard, en ayant soin de bien le persuader que c'est dans son intérêt que l'on use de pareilles précautions.

Le médecin devra mettre tout en œuvre pour captiver la confiance de son malade; il devra être sérieux, grave dans sa conversation avec lui, et lui montrer qu'il lui porte un véritable intérêt. Ses visites devront être longues et fréquentes, et il devra quelquefois le conduire lui-même à la promenade, ou dans sa voiture lorsqu'il va faire ses visites, afin de l'avoir plus longtemps sous ses yeux, et de pouvoir mieux se rendre compte du caractère de l'aliénation et de l'effet des impressions que le malade éprouve.

Lorsque l'on conduira le malade à la promenade, il faudra éviter l'ardeur du soleil. Pendant l'été, on le promènera le matin avant onze heures, et le soir après trois heures; lorsque la température de l'atmosphère ne dépassera pas vingt degrés centigrades, le malade pourra être promené à toutes les heures du jour.

Dans l'appartement, le jour comme la nuit, le malade devra toujours être nu-tête, ou l'avoir très-peu couverte.

Durant l'hiver, on lui donnera des vêtements chauds et légers, et la température de sa chambre ou de l'appartement qu'il habite ne devra jamais dépasser 18 à 20 degrés centigrades. On aura soin qu'il ait les pieds toujours chauds, et autant qu'il sera possible, la tête froide ; il devra en conséquence, comme nous venons de le dire, l'avoir toujours découverte, tant qu'il ne sortira pas de sa chambre ou de son appartement; durant la nuit, il devra toujours avoir de l'air frais à respirer ; pour cela, si pendant le jour on a fait du feu dans sa chambre, on l'éteindra le soir et l'on ouvrira les croisées pour en chasser l'air chaud; on lui donnera de bonnes couvertures, un oreiller de crin et un fichu simple de toile ou de mousseline pour lui couvrir la tête.

Il faudra éviter avec soin tout ce qui serait capable de produire chez l'aliéné la moindre émotion de quelque nature qu'elle soit, avant son par-

fait rétablissement; et, une fois guéri, la manière
dont il pourra supporter une émotion de nature
quelconque sera un indice des plus certains de la
solidité de sa guérison, ou des ménagements qu'il
sera encore nécessaire de prendre pour le mettre
à l'abri de toute récidive.

Dans tous les cas, nous ne saurions trop le répéter, quelle que soit la nature de l'aliénation, une
fois que la guérison a été obtenue, que le malade
est complétement revenu à la raison, qu'il a la
conscience de l'état dans lequel il a été, et de celui
dans lequel il se trouve, il ne doit pas encore être
abandonné à lui-même : il faut, au contraire, que
pendant six à huit mois il continue, quoique avec
moins de rigueur, et le traitement et le régime qui
ont été suivis durant le cours de la maladie; il faut
surtout, comme nous l'avons déjà dit, qu'il évite
avec soin tout travail intellectuel, toute discussion
animée ou de nature à exiger une certaine contention d'esprit, toute émotion un peu vive de quelque nature qu'elle soit; qu'il se livre à des travaux
manuels, à des jeux qui ne demandent pas d'application, et à un exercice régulier, quelque temps
qu'il fasse; qu'il évite les réunions un peu nombreuses, les appartements trop chauds, les spec-

tacles ; à moins qu'ils ne soient comiques et qu'ils
n'aient lieu en plein air; en un mot, qu'il évite
toute cause physique ou morale capable de produire une excitation du cerveau.

Ces précautions, ainsi que le traitement et le régime, sont nécessaires si l'on veut obtenir une guérison solide; car, avons-nous dit, il faut plus de
temps pour détruire la disposition à la maladie
que pour la guérir, et on en conçoit facilement la
raison; pour faire disparaître l'aliénation il suffit
de ramener l'organe malade , le point du cerveau
affecté, à l'état normal; mais, pour détruire la disposition à l'aliénation, il faut modifier l'organisation entière, ce qui ne peut s'obtenir qu'en pro-
longeant le traitement et le régime.

Le régime même, ainsi que le soin d'éviter les
causes capables de provoquer l'excitation du cerveau, ne devront jamais être complétement abandonnés durant le reste de la vie, à moins qu'il ne
soit survenu une modification très-grande dans
l'état général de l'organisation, et que la disposition à la maladie ait complétement disparu; car
il en est de l'aliénation comme de toutes les maladies inflammatoires , et l'on pourrait presque
dire comme de toutes les maladies en général, quel

qu'en soit le caractère; tout individu qui en a été atteint est, par cela même, plus disposé qu'un autre à s'en trouver affecté de nouveau. Il faut donc qu'il y prenne garde.

Cette vérité incontestable une fois admise, on est en droit de demander : Pourquoi les malheureux aliénés sont-ils encore aujourd'hui un objet de répulsion presque générale? Pourquoi cette espèce d'opprobre que la société semble attacher aux individus atteints d'aliénation mentale; opprobre qu'elle fait pour ainsi dire rejaillir jusque sur la famille? Pourquoi cet éloignement, cet abandon de l'aliéné par ses amis, par ses parents les plus proches, lorsqu'il devrait exciter la pitié de tous, et la sollicitude la plus tendre de la part de ceux qui lui sont attachés par les liens du sang? Cette terreur que les aliénés inspirent, ces préjugés qui semblent encore les repousser du sein de la société actuelle, malgré les immenses progrès qu'elle a faits dans les sciences et dans la civilisation, sont un reste, n'en doutons pas, des croyances superstitieuses qui, dans les siècles passés, ont si souvent fait prendre ces malheureux malades pour des démoniaques.

On a fait beaucoup, sans doute, depuis un demi-siècle, pour améliorer le sort des aliénés; ils ne sont plus, comme autrefois, chargés de chaînes, relégués dans des prisons, ou détenus dans des cachots infects ; des hôpitaux spéciaux ont été construits pour recevoir les aliénés indigents ; des maisons de santé se sont élevées pour ceux qui appartiennent à la classe aisée ; mais qu'on est loin encore d'avoir rempli à leur égard toute la tâche que leur doit une humanité bien entendue! Ils sont, il est vrai, mieux logés, ils ont des vêtements suffisants, et une meilleure nourriture ; on les traite avec moins de brutalité ; mais on ne fait presque rien pour obtenir leur guérison, et le petit nombre de malades qui guérissent, abandonnés presque aussitôt à eux-mêmes, ou rendus à la société sans règle de conduite, ne tardent pas à redevenir malades et à succomber à leur maladie.

Dans l'état actuel de la science, les hôpitaux et les maisons de santé destinés aux aliénés sont plutôt des maisons de séquestration, de garantie, pour ainsi dire, de la société contre les aliénés, que des maisons de traitement et de curation pour ces malheureux malades ; les indigents et ceux qui sont peu fortunés trouvent, il est vrai, dans ces hôpitaux spéciaux et ces maisons, un refuge utile ; mais pour les familles riches et les familles aisées qui peuvent faire quelques sacrifices pour le traitement de leurs malades, les maisons de santé, telles qu'elles existent aujourd'hui, sont loin de remplir leur attente, si elles désirent réellement les voir revenir à la santé; mais, en revanche, elles offrent un moyen facile et trop souvent efficace de servir la cupidité de ceux qui veulent s'emparer de leur fortune, ou qui ont un intérêt quelconque à les voir à jamais exclus de la société.

Parmi les moyens de traitement que nous avons exposés, on s'étonnera peut-être de voir que nous n'avons point parlé des voyages tant recommandés par les anciens, à l'époque surtout où la médecine, renfermée dans les temples, n'était encore exercée qu'au nom de la divinité que les malades venaient implorer. Nous dirons, à cet égard, qu'il fallait bien alors recommander les voyages, pour déterminer les malades à se rendre aux temples; mais nous demanderons aujourd'hui ce que l'on doit penser de cette recommandation banale de faire voyager les aliénés, si souvent présentée aux familles comme une ancre de salut, sans autres prescriptions, sans autres vues que celle de faire changer chaque jour le malade de place; sans avoir raisonné sur son état, sans s'être rendu un compte exact de l'influence

3

que le voyage pourrait exercer sur la marche de la maladie ; sans se servir des enseignements de l'expérience qui a démontré, par des faits assez multipliés, que si les voyages sont d'un grand secours pour la guérison de l'hypocondrie proprement dite, ils sont rarement utiles et très-souvent nuisibles lorsqu'il s'agit de l'aliénation mentale. Loin donc de les recommander comme moyen de traitement dans cette dernière maladie, nous croyons devoir les proscrire d'une manière générale, et nous disons qu'ils ne peuvent concourir utilement à la guérison des malades que dans des cas rares et tout à fait exceptionnels.

CONCLUSION.

D'après ce qui précède, on voit :

1° Que nous regardons l'aliénation mentale comme une affection du cerveau essentiellement inflammatoire : cette nature de la maladie est en effet démontrée, tant par les altérations que cet organe présente dans quelques points, ou dans une étendue plus ou moins grande de son tissu, lorsque l'aliéné succombe à sa maladie, que par les succès que nous avons obtenus du traitement antiphlogistique et révulsif que nous venons d'exposer.

Nous pourrions encore donner comme une nouvelle preuve de cette nature inflammatoire, l'aliénation qui succède à certaines attaques d'apoplexie;

2° Que nous croyons qu'il est possible d'obtenir
la guérison des aliénés, dans une proportion beaucoup plus grande que celle obtenue jusqu'à ce jour :
on ne guérit pas, dans l'état actuel du traitement
suivi à l'égard des aliénés, tant dans les hôpitaux
que dans les maisons de santé, un malade sur trois,
et nous prétendons que l'on doit en guérir huit
sur dix, et les guérir plus solidement qu'on ne l'a
fait jusqu'ici ;

3° Que les récidives, si communes aujourd'hui,
devront être fort rares, en prenant les précautions
que nous venons d'indiquer pour les prévenir;

4° Qu'il est du devoir de la société de revenir
sur l'espèce d'opprobre auquel elle semble encore
vouer aujourd'hui les malheureux malades atteints
d'aliénation mentale; car bien que l'aliénation
reconnaisse souvent pour cause des affections
morales, ces affections ont presque toujours été
plus ou moins secondées dans leur action par des
causes physiques; et en réalité elle n'est pas,
comme on le dit généralement, une maladie *mentale*, mais bien une maladie du cerveau, une alté-

ration physique plus ou moins appréciable de son organisation, suivant l'époque plus ou moins avancée de la maladie et sa marche plus ou moins rapide, dont le dérangement des facultés intellectuelles est une suite, un effet nécessaire ;

5° Que l'aliénation, surtout à l'état aigu, réclame un traitement actif par des moyens physiques et par un régime convenable; que le traitement matériel, ainsi que le régime, ont pour but de remédier au dérangement matériel de l'organe malade, du point affecté de cet organe; tandis que le traitement moral ne peut être considéré que comme *adjuvant*, comme protégeant l'action des moyens physiques, en écartant toute excitation capable d'entretenir l'irritation du point du cerveau qui est le siége de la maladie. Ainsi il est bien entendu que pour nous l'aliénation mentale est une maladie tout aussi physique, tout aussi matérielle que la fluxion de poitrine, que la gastrite, etc.;

6° Que les variétés nombreuses que présente l'aliénation mentale dépendent de la variété des fonctions des divers points du cerveau qui peuvent être affectés, du degré et de l'étendue de l'affection de ces points auxquels paraissent être départies les diverses facultés de l'entendement ;

qu'en conséquence, si la localisation de ces facultés, par lesquelles nous entendons comprendre tout le moral de l'homme, peut être utile à connaître, c'est surtout en étudiant les aliénés que l'on pourra parvenir à acquérir à cet égard des notions positives;

7° Que les hôpitaux et les maisons de santé destinés aux aliénés sont, encore aujourd'hui, plutôt des maisons de séquestration et de garantie, en quelque sorte, de la société contre les actes des aliénés, que des maisons de traitement et de curation pour ces malheureux malades (1);

8° Que la séquestration forcée des aliénés, leur réunion entre eux, et plus encore, leur complet isolement, sont autant de conditions fâcheuses qui aggravent la maladie et en rendent la guérison plus difficile; que l'aliéné doit, au contraire, toujours avoir pour compagnie une personne raisonnable, qui ne le laisse pas un instant seul, la nuit comme le jour, et qu'il doit jouir, sous l'égide de son mentor, de toute la liberté que peut comporter son état;

(1) D'après les relevés statistiques qui ont été publiés sur la mortalité des aliénés, on voit que la vie moyenne d'un aliéné est de trois ans.

9° Que les voyages sont généralement nuisibles aux aliénés, et qu'il est même dangereux de les entreprendre durant la convalescence, à moins qu'on ne marche à petites journées, qu'on n'assujettisse le convalescent à continuer une partie des moyens de traitement qui ont amené sa guérison, et surtout, qu'on l'oblige à suivre le même régime, et à éviter avec soin tout travail d'esprit, toute émotion un peu vive, en un mot, toute cause morale capable de provoquer une excitation un peu prolongée du cerveau;

10° Enfin, que les voyages sont utiles aux hypocondriaques; qu'ils sont pour eux un puissant moyen de traitement et, dans quelques cas, leur seule ancre de salut. Chez ces malades, le mouvement de la voiture paraît avoir une action spéciale sur les organes, tout à fait indépendante du déplacement. Nous avons quelques raisons de croire qu'il en est de même à l'égard des aliénés qui sont en proie à des idées tristes, qui paraissent indifférents à tout, et sont incapables de produire une volonté; de ces aliénés qui n'ont d'autre vouloir qu'une espèce de force d'inertie souvent fort difficile à surmonter, et qu'il est cependant si nécessaire de vaincre.

On verra, par les observations qui vont suivre, quel parti nous avons tiré des vues que nous venons d'exposer sur la nature et le traitement de l'aliénation mentale, et quels résultats on peut attendre d'un pareil mode de traitement, lorsqu'il sera dirigé avec intelligence, dans les différents cas qui pourront se présenter.

Nous sommes convaincu que les nombreuses distinctions en espèces, établies par les différents auteurs qui ont traité *ex professo* de l'aliénation mentale, ne sont, pour la plupart, qu'un vain luxe de savoir plus curieux qu'utile, et plus propre à entraver les progrès de la science qu'à favoriser l'étude de cette partie si importante de la médecine. Il faut donc renoncer aux errements suivis jusqu'à ce jour, ainsi le veulent la morale et l'humanité ; ainsi le veut une expérience dépouillée de tout préjugé scolastique. Nous honorons les autorités médicales, mais nous avons l'habitude de marcher libre de tout préjugé, de toute idée imposée, quelle que soit la célébrité de son auteur ; c'est toujours le grand livre de la nature que nous consultons avant tout, quelle que soit la carrière que nous ayons à parcourir.

La recherche des causes des maladies, celle des

altérations organiques qu'elles produisent, la marche qu'elles affectent, les symptômes qui les caractérisent, voilà nos guides ; et, puisant à ces diverses sources, par une logique sévère, les indications qu'elles présentent, nous remplissons ces indications par les moyens qui nous paraissent les plus convenables; heurtant de front et les préceptes de l'école et l'autorité des maîtres, s'ils sont contredits par une scrupuleuse observation et une sage expérience.

OBSERVATIONS.

Iʳᵉ OBSERVATION. — *Délire furieux.*

M. R..., âgé de ving-cinq ans, d'un tempérament nerveux, ayant la fibre sèche, d'un caractère irritable, craintif et habituellement taciturne,
était depuis environ deux mois plus triste, plus
morose que d'habitude; il y avait perte d'appétit,
soif, resserrement du ventre et mauvais sommeil;
cet état cependant n'empêchait pas M. R... de vaquer, comme à l'ordinaire, à ses occupations com-
merciales, et n'attirait pas l'attention de ses parents sur sa santé.

Depuis deux jours, le teint du malade paraissait
plus animé que de coutume; il était plus triste;

les nuits avaient été agitées par de mauvais rêves, lorsque dans la nuit du 25 au 26 avril 1812, il fut pris tout à coup d'un délire furieux : on fut obligé, au milieu de la nuit, d'appeler deux hommes de force et de les placer auprès du malade pour le contenir dans son lit.

Le 26 au matin, appelé près de M. R...., il présentait l'état suivant : couché en supination, tête chaude, yeux brillants, visage coloré, langue nette, plate et humide sur les bords, un peu sèche et rouge à sa partie moyenne et à son extrémité; pouls lent, respiration lente, quelquefois suspirieuse; muscles du ventre contractés, urines rares, claires et foncées en couleur sans dépôt.

Le malade veut se lever, fait pour cela de grands efforts, vocifère contre les hommes qui le retiennent et cherche à les frapper; il a l'air parfois d'écouter la personne qui lui parle, mais il ne répond à aucune question; il se dit prophète, et prophétise d'un ton à inspirer la terreur; il se croit damné et déjà dans les enfers. Ses prophéties s'adressent surtout à ses parents, et particulièrement à sa tante, qu'il accuse de l'avoir entraîné dans l'abîme où il se voit plongé, et à laquelle il prédit qu'elle ne tardera pas à l'y suivre; il adresse des paroles désobligeantes aux personnes qui viennent le voir, et toujours d'un ton prophétique.

Traitement. Camisole de force, vingt sangsues appliquées sur le trajet des jugulaires, dont on fait saigner les piqûres pendant deux heures; application permanente de la glace sur la tête; frictions avec l'huile camphrée sur le ventre; sinapismes promenés sur les extrémités inférieures; lavement purgatif avec une once de sel d'epsom, et pour boisson, orangeade édulcorée avec le sirop d'orgeat : diète absolue.

Le 27, malgré la camisole, à cause des efforts que fait le malade pour sortir de son lit ou frapper, à la sourdine, les personnes qui l'approchent, on a été obligé de conserver auprès de lui un des deux hommes de peine. Même état général, même délire; le lavement a provoqué une seule garde-robe assez abondante; urines toujours rares et de même aspect.

Même traitement, à l'exception des sangsues et du lavement purgatif.

Les 28, 29 et 30, même traitement.

Le 1er avril, la langue est plus humide, le délire est toujours sombre; le malade se croit l'antechrist. Du reste, même état, même traitement : lavement purgatif, un vésicatoire à chaque jambe.

Le 2, le lavement a produit une garde-robe abondante; la nuit du 1er au 2 a été très-agitée : le malade demande à se confesser; on lui amène un prêtre qu'il refuse; il le plaisante sur la grandeur de ses oreilles (il l'appelle Midas), et provoque l'attention des personnes qui l'entourent sur le développement qu'elles prennent à ses yeux : « Voyez, voyez, dit-il, comme elles s'allongent! » Mais il ne répond à aucune question, et ne paraît tenir aucun compte des observations qu'on lui fait sur l'inconvenance de sa conduite envers l'ecclésiastique appelé.

Les 3, 4 et 5 : chaque jour il demande à se confesser, et lorsqu'on lui amène un prêtre, il l'examine avec beaucoup d'attention et lui tient les propos les plus incohérents; du reste, même délire, même état général : les vésicatoires ont un bel aspect et fournissent abondamment.

Lavement purgatif, selle abondante.

Le 6, la langue est humide, le délire moins sombre; le malade se croit Jésus-Christ; il prête attention à ce qu'on lui dit, mais ne répond toujours à aucune question; lorsqu'il parle, c'est toujours pour prophétiser : même état général, le pouls est moins résistant.

Même traitement : deux bouillons par jour, pré-parés avec moitié veau et moitié bœuf; le malade paraît les prendre avec plaisir.

Le 9, même traitement, lavement purgatif.

Rien de particulier jusqu'au 10. Les urines, ce jour-là, pour la première fois, présentent un dé-pôt nuageux et sont moins foncées en couleur; le malade a de la gaieté, il est empereur; il paraît gêné dans sa camisole sans cependant chercher à la défaire; il commande ses armées.

Même traitement : deux bouillons et un potage. Les vésicatoires ont toujours un bel aspect et four-nissent convenablement; le ventre est plus souple, les muscles en sont moins rétractés; la face est un peu moins colorée, mais les yeux sont toujours aussi brillants; même loquacité, même langage élevé, seulement il a changé d'objet.

Le 14, le malade est toujours empereur; mais il parle de poison, et refuse, vers le soir et toute la nuit, la boisson et les aliments qu'on lui présente; il est taciturne; la nuit est agitée.

Le 15, à ma visite du matin, on me dit que le malade n'avait voulu prendre ni boisson ni ali-ments depuis environ douze heures. Le visage est moins coloré, les yeux sont moins brillants, la

respiration est parfois entrecoupée par de longs
soupirs.

Je parle au malade comme j'avais coutume de
le faire à chaque visite ; bien qu'il ne me fît jamais
aucune réponse, il paraissait toujours m'écouter
avec attention. Cette fois son attention parut encore
plus grande, et après avoir écouté, sans dire un
mot, les raisons que je lui alléguais pour le déterminer à boire, il but une tasse de tisane que je
lui présentais, et continua à accepter les boissons
et les aliments qu'on lui offrit.

Même traitement : deux bouillons, deux potages, lavement purgatif.

Le 17, vingt-unième jour de la maladie, après deux
selles abondantes, qui ont eu lieu la veille, le malade
parle aux personnes qui l'entourent, et semble
être sorti d'un long rêve ; il a des craintes sur son
état, il croit qu'il a été fou ; il demande qu'on lui
ôte la camisole, et sur le refus qu'on lui fait, en
lui disant d'attendre mon autorisation, il se tient
tranquille. La nuit fut bonne.

Le 18, le malade témoignait un vif désir de me
voir ; il me salua affectueusement dès qu'il me vit,
et me parla avec le plus grand calme ; il me dit que
durant tout le cours de sa maladie il m'avait tou-

jours vu arriver avec plaisir et partir avec peine.
« Et cependant, lui dis-je, vous ne m'avez pas toujours bien traité. » Il me fit connaître les craintes
qu'il avait sur son état mental pour l'avenir; il sentait, disait-il, que sa tête était pleine de chimères,
d'idées singulières, de visions, qu'il y avait un chaos.

Je profitai de cet état lucide pour le rassurer et
le prévenir, en même temps, qu'il ne devait pas se
regarder comme parfaitement guéri; que pendant
trois ou quatre mois encore il éprouverait des trou-
bles plus ou moins sensibles dans les idées, particulièrement après les repas; qu'il faudra continuer le traitement comme s'il était malade, et surtout suivre un régime sévère et très-doux; ne se
livrer à aucun travail d'esprit, éviter les veilles
prolongées, les réunions nombreuses; se promener
beaucoup, et croire à une parfaite guérison, s'il
voulait suivre exactement tout ce que je lui pres-
crirais.

Traitement. On enlève la camisole, on fait sécher
les vésicatoires des jambes, le malade se lève quelques instants; on continue l'usage de la glace sur la
tête tant qu'il reste au lit; même boisson. Sur son
désir, on lui accorde un peu de poisson frit et un
verre d'eau rougie.

Après ce léger repas, il y a un peu d'agitation et quelques incohérences dans les idées; cependant la nuit est calme.

Le 19, le malade se lève de bonne heure et reste, à diverses reprises, levé pendant plusieurs heures, et, à part quelques idées singulières qui l'obsèdent, il se trouve bien.

Traitement. Lavement purgatif; l'usage continu de la glace sur la tête est remplacé par un bain de jambes animé avec de la farine de moutarde, d'un quart d'heure de durée, avec de la glace sur la tête pendant la durée du bain.

Durant le cours du printemps et de l'été, le malade fut souvent tourmenté par des idées singulières, incohérentes; par des craintes, des visions, particulièrement après les repas et à son réveil. Deux applications de sangsues, une bouteille d'eau de Sedlitz contenant 32 grammes de sel, tous les quinze jours; deux fois par semaine, un bain domestique de deux heures de durée, avec des affusions d'eau froide sur la tête, souvent des bains de pieds animés; l'absence de tout travail, les distractions et l'exercice en plein air, une nourriture douce composée en petite quantité de viandes blanches et de poisson, et, en abondance, de légumes, de lai-

tage et de fruits, sans néanmoins en prendre à sa-
tiété, furent les moyens employés pour combattre
ce qui restait de l'état maladif, qui cessa sans retour
vers la fin du mois de septembre.

Ce malade reprit alors ses occupations commer-
ciales; l'année suivante il fit un mariage bien as-
sorti; il fut heureux dans ses affaires et dans son
intérieur, et il jouit encore aujourd'hui de toute
la plénitude de son intelligence.

IIe OBSERVATION. — *Aliénation mentale héréditaire*
au plus haut degré, avec tendance au meurtre et
au suicide.

Mme M..., âgée de vingt-huit ans, d'un tempérament sanguin-nerveux, mère de quatre enfants,
est née d'une mère qui est aliénée, et d'un père
qui est habituellement dans un état de mélancolie
profonde, vivant à la campagne, isolé même de sa
fille unique; une tante de cette jeune femme, du
côté paternel, est folle, et plusieurs parents col-
latéraux sont ou ont été affectés d'aliénation mentale.

Mme M..., d'un caractère naturellement doux,
quoique délicate, a été peu maladive, et comme
enfant gâté, son éducation a été un peu négligée.

4

A l'âge de vingt ans, elle fut mariée à un homme d'un état honorable qui, connaissant les dispositions mentales de la famille de sa femme, et d'ailleurs naturellement aussi bon que prévoyant, mit tous ses soins à faire le bonheur de son épouse; celle-ci de son côté appréciant une si douce union, vivait heureuse dans son ménage, s'occupant de son intérieur et de ses enfants en bonne mère et en ménagère qui aime l'ordre et le travail.

Mme M... avait trois enfants et était enceinte, lorsque la seconde de ses filles, aussi jolie que spirituelle, tomba gravement malade et succomba après quinze jours de maladie. Pendant le cours de la maladie, cette tendre mère ne quitta point son enfant; cependant, malgré la fatigue, les veilles prolongées, les alternatives d'espoir et de crainte, et enfin le terrible moment d'une séparation si douloureuse, son état moral ne parut point troublé; une piété douce la portait à offrir à Dieu une résignation entière à sa volonté sain e, et la religion, en donnant à sa douleur le caractère d'un sacrifice inévitable, en diminua sans doute l'amertume, et prévint peut-être les suites fâcheuses qu'elle pouvait entraîner.

Accouchée à terme d'un enfant mâle, la parturition n'offrit rien de particulier; le rétablissement fut prompt, et le retour de couche eut lieu six semaines après l'accouchement. Néanmoins, avec les apparences de la meilleure santé, Mme M... ne se sentait pas la tête très-libre; des idées vagues, obscures et de nature sombre, la préoccupaient quelquefois malgré elle(1); elle devint alors moins active dans son intérieur, et plus indifférente pour les personnes qu'elle affectionnait; cependant rien encore ne pouvait faire croire au développement d'une affection mentale, lorsque frappée par la lecture de l'histoire d'un assassinat insérée dans un journal, Mme M... se sentit tout à coup portée au meurtre et au suicide; en vain chercha-t-elle d'abord à écarter de pareilles idées et à cacher à tout le monde l'état fâcheux où elle se trouvait; une paresse qu'elle ne pouvait surmonter, ou bien une activité sans but; la diminution du sommeil et de l'appétit, l'expression de tristesse dont sa figure était empreinte, ne permirent pas de méconnaître qu'un changement remarquable avait eu lieu dans sa manière d'être. Quelque répugnance que Mme M... eût à faire con-

(1) La malade a cru pouvoir rapporter la naissance de cet état à la connaissance qu'elle eut, à cette époque, du suicide d'une femme de la ville qu'elle habitait.

naître la disposition morale où elle se trouvait, elle
en fit la confidence à son mari, et dans l'espoir que
Dieu la délivrerait d'un pareil état, elle prit la résolution d'approcher de la sainte table, et exécuta
sa résolution avec la plus grande piété. Mais ce fut
en vain ; au lieu de se trouver délivrée, par ce moyen,
des idées funestes qui la poursuivaient, ces idées
prirent une nouvelle intensité. Voyant alors son
but manqué, elle crut que Dieu n'exauçait pas son
vœu parce qu'elle avait fait une mauvaise commu-
nion ; cette pensée pénible se joignit aux précé-
dentes et aggrava ainsi l'état de la malade qui perdit peu à peu le sommeil, tomba dans un état
d'agitation extrême, et devint incapable de toute
pensée étrangère aux idées qui avaient établi leur
funeste domination.

Après avoir reçu quelques soins de son médecin,
sans obtenir la moindre amélioration dans son état,
Mme M... demanda à se rendre à Paris, où nous
fûmes appelé auprès d'elle, le 6 juillet 1828 (elle
sortait alors de la troisième époque menstruelle).

La malade nous présenta l'état suivant : embonpoint médiocre; teint animé, yeux fixes, air triste
et préoccupé; pouls petit, serré, fréquent, peau
sèche, sans excès de chaleur, urines blanches,

claires, ventre libre; agitation continuelle; soupirs
fréquents; mouvements désordonnés et sans but,
larmes involontaires; absence complète de sommeil; Mme M... dort à peine deux heures sur qua-
rante-huit, et le réveil est des plus pénibles; il est
suivi d'une agitation si grande et si fatigante, que
pour éviter cet état, elle préférait n'avoir pas même
ces deux heures de sommeil, et faisait des efforts
pour le vaincre.

Interrogée sur son état, elle ne fit que des réponses vagues, disant avec un air de mystère mêlé
de craintes, que des idées fâcheuses la poursuivaient
sans cesse; ce fut avec beaucoup de peine que nous
parvînmes à obtenir un demi-aveu sur la nature de
ces idées, sur les causes qui les avaient fait naître
et sur la marche croissante de leur envahissement;
il n'y avait aucune douleur de tête, et bien que
nous eussions recommandé à la malade de s'observer avec soin, afin de reconnaître s'il n'existait
pas une douleur, même très-légère, vers un point
quelconque de la tête, sa réponse fut toujours né-
gative; seulement, elle disait éprouver quelquefois
un resserrement au front, qui s'étendait au nez et
aux yeux.

Mme M... logeait chez une parente qu'elle affectionnait beaucoup; elle était venue à Paris pour consulter un médecin sur son état, et voir si par la distraction que lui procurerait le voyage elle ne pourrait pas se débarrasser des idées tristes qui la préoccupaient au point de la rendre incapable de la moindre application.

Nous prescrivîmes l'usage des bains de pieds animés matin et soir, d'un bain entier à une température agréable à la malade, à prendre chaque jour; d'une boisson délayante et d'un régime doux. Nous recommandâmes à la parente de promener la malade le plus qu'elle pourrait, de l'occuper s'il était possible à des ouvrages manuels, et de détourner son attention des idées qui la dominaient, en la portant sur les objets qui pourraient frapper ses sens, ou sur des souvenirs qui pourraient lui être agréables.

Ce traitement fut très-irrégulièrement suivi; il fallait user d'une volonté impérieuse pour obtenir quelque soumission de la part de la malade, qui, au bout de huit jours, ne sentant aucune amélioration dans son état, voulut retourner dans sa famille.

De retour chez elle, Mme M... se sentit plus malade encore, et, se voyant incapable de donner le moindre soin à ses enfants et à son ménage, elle demanda, au bout de trois jours, à se rendre de nouveau à Paris, avec la ferme résolution de suivre avec exactitude le traitement qu'on lui prescrirait.

Appelé pour la seconde fois, le mari et la parente de la malade nous prièrent de lui donner nos soins, en nous demandant s'il était possible de ne pas la placer dans une maison de santé ; ils ne se dissimulaient point, à raison des antécédents, combien ils avaient peu d'espoir d'obtenir la guérison de Mme M..., qui, connaissant elle-même ces antécédents, partageait leurs craintes et se voyait déjà vouée pour le reste de ses jours aux tourments affreux qu'elle endurait.

Pendant dix à douze jours nous vîmes la malade chez sa parente, et lui fîmes chaque jour une visite d'une heure au moins de durée, nous attachant tantôt à lui prouver que les idées qui la tourmentaient étaient fausses, tantôt à en détourner son attention, quand nous nous apercevions que nos raisonnements étaient sans effet. Le résultat de notre visite était ordinairement de laisser la malade beaucoup plus calme pendant plusieurs heures ; mais au total, nous n'obtînmes aucune amélioration.

Au traitement indiqué ci-devant, ayant ajouté l'usage de quelques pilules de quinine, qui nous paraissait indiqué par une sorte de retour régulier de l'agitation plus grande qu'elle éprouvait à son réveil ; et leur injestion ayant été suivie de deux heures de sommeil dans la nuit qu'elle avait coutume de passer sans dormir, la malade crut qu'elles contenaient de l'opium ; et bien que le sommeil ne reparut pas le jour suivant, malgré l'usage continué des pilules, il fut impossible de lui persuader qu'elle se trompait ; elle s'imagina, dès lors, qu'il y avait de l'opium dans tout ce qu'on lui donnait, et ce fut une nouvelle cause d'agitation. Après avoir craint pour elle, elle eut bientôt des craintes pour les autres, et croyant qu'elle avait jeté les pilules qui lui restaient dans l'eau de la fontaine, elle ne voulut plus en boire ni en laisser boire.

Pendant la durée du séjour de Mme M... chez sa parente, nous nous aperçûmes qu'elle était plus agitée après le repas ; le visage était alors coloré ; il y avait des soupirs fréquents, et les craintes allaient, souvent, jusqu'aux larmes.

Comme nous avions remarqué que les visites que la malade recevait et celles qu'elle faisait augmentaient son agitation et aggravaient son état, nous prîmes la résolution de la placer dans une maison étrangère, et de lui interdire, pour quelque temps, toute relation avec les personnes de sa connaissance; ce parti devenait d'ailleurs nécessaire, parce que la parente qui l'avait reçue chez elle était exténuée de fatigue, et avait perdu toute influence sur la malade.

M. Esquirol, appelé en consultation, partagea notre avis; mais il regarda la possibilité de la guérison comme très-douteuse, et, si elle avait lieu, il dit que la rechute serait *prochaine et inévitable ;* son pronostic, en conséquence, fut des plus fâcheux.

Nous convînmes que le traitement déjà indiqué serait suivi, et que l'on continuerait l'usage du sel d'epsom que nous avions prescrit depuis quelques jours, de manière à provoquer deux ou trois garde-robes tous les deux ou trois jours.

Ainsi, les bains de pieds animés, les bains entiers ; les frictions sèches sur les extrémités inférieures, et une boisson délayante qui ne fut, presque toujours, que de l'eau avec un sirop au goût de la malade, et qu'elle achetait elle-même chez le premier marchand venu, afin d'être bien sûre qu'il ne contenait point d'*opium,* tels furent, au physique, les moyens de traitement employés.

Le régime se composait de viandes blanches, de poisson, de légumes, de laitage et de fruits. Un seul plat de viande à chaque repas, du melon à tous les repas, ainsi que de la salade de laitue ou de romaine; les potages plus souvent au maigre qu'au gras; le vendredi et le samedi, il n'y avait que du maigre. L'eau légèrement rougie servait de boisson durant les repas.

Au moral, tout exercice religieux fut défendu; la lecture et la correspondance épistolaire furent interdites, de manière qu'il y eut séparation complète avec toutes les connaissances. La personne qui se chargea de la malade eut ordre de faire exécuter avec la plus stricte exactitude tout ce qui fut prescrit; de la mener le matin de bonne heure au jardin du Luxembourg, et dans le cours de la journée, partout où elle aurait affaire; de l'occuper à quelque ouvrage manuel dans les moments où elle resterait à la maison, et de détourner son attention des idées qui la préoccupaient, en ne l'écoutant pas, en riant de ses craintes, en lui parlant de choses étrangères, et en lui démontrant la fausseté de ses idées, ou en l'interrompant tout à coup, par un bruit, par une exclamation, par un chant, etc.

De notre côté, nous visitions la malade tous les jours; nous passions, le moins, une heure avec elle, et chaque fois que nous allions à la campagne nous l'emmenions dans notre cabriolet; pendant la durée de notre visite, nous nous attachions à lui persuader que toutes les idées qu'elle avait étaient fausses, qu'elles étaient le produit d'un état maladif, que cet état de maladie cesserait, et qu'alors elle retrouverait tout le bonheur dont elle avait joui pendant dix ans, et qu'elle croyait perdu pour toujours.

Sous l'influence de ce traitement, le sommeil se rétablit peu à peu; l'agitation perdit chaque jour de son intensité; l'appétit revint; les idées qui dominaient la malade s'affaiblirent, et firent place à des idées de nature diverse qui depuis plusieurs mois ne pouvaient plus se produire. Mme M... put se livrer à de légers travaux manuels, s'occuper de sa toilette, faire sa partie de boston, et enfin, après deux mois et demi de traitement, elle fut assez bien pour que nous ayons cru pouvoir la renvoyer dans sa famille à la fin du troisième mois : déjà nous lui avions permis de recevoir quelques personnes de connaissance, sans qu'il en résultât rien de fâcheux pour elle; cependant la dame à qui

nous l'avions confiée, ayant remarqué qu'elle était
un peu agitée à la suite des visites qu'elle avait
faites chez sa parente, nous lui défendîmes de la
revoir de quelque temps.

La malade, parvenue à ce degré d'amélioration
sans que cependant l'évacuation menstruelle, à laquelle nous avions suppléé d'abord par l'application de sangsues, et ensuite par la saignée du pied,
ait reparu, désirait vivement être rendue à son
mari et à ses enfants. Ce désir prit chaque jour plus
d'intensité et devint en quelque sorte sa pensée
dominante. Avant de nous rendre à ce désir, et
pour ne rien brusquer, nous permîmes à M. M...
de passer une demi-journée avec elle; mais il trouva
sa femme si bien, si raisonnable, qu'il crut pouvoir, sans inconvénient, passer quatre jours auprès d'elle; elle fut, en effet, très-bien pendant ces
quatre jours, et encore le samedi, qui était le jour
suivant, elle nous demanda alors la permission
d'écrire à son mari, ce qui lui fut accordé. La nuit
fut assez bonne, mais il y eut de l'agitation après
le réveil.

Le dimanche, la malade voulut assister à une
grand'messe : elle fut ce jour plus agitée, plus in-
quiète; le sommeil fut plus court et troublé par

des rêves pénibles. Au réveil, l'agitation fut très-sensible et se prolongea une partie de la journée; le soir, elle voulut écrire, et bien qu'elle écrivît la lettre la plus simple, sa figure devint animée, l'agitation se reproduisit; la nuit fut moins bonne encore, et le réveil fut plus pénible. Toutes les idées fâcheuses, qui s'étaient pour ainsi dire éteintes, se réveillèrent en quelques jours avec une intensité nouvelle; le sommeil se perdit, et le désespoir de se retrouver dans l'état si pénible où elle avait été lorsqu'elle s'était confiée à nos soins (ne se croyant plus dès lors susceptible de guérir), la jeta dans un abattement extrême. Ses enfants, son mari, son bonheur perdu sans retour, étaient le sujet de larmes continuelles; notre présence, nos raisonnements ne parvenaient plus à calmer son agitation, à détruire ses craintes; enfin, nous eûmes la douleur de perdre, en huit jours environ, presque tout le fruit de trois mois de soins assidus. Le terme du temps assigné à la durée du traitement approchait; on avait si peu compté sur la guérison, à raison des dispositions héréditaires, que le traitement curatif n'avait, en quelque sorte, été entrepris que comme un essai. La malade elle-même sentant sa triste position, tantôt demandait à ren-

trer dans sa famille, tantôt se désolait de ne pouvoir y rentrer qu'en se trouvant à charge à tout le
monde, et ne voulait plus, dès lors, ce qu'elle avait
désiré un moment auparavant.

Frappé d'un retour aussi rapide à un état qui
nous ôtait presque tout espoir de succès, nous
cherchâmes de nouveau une cause physique à ce
trouble moral. La malade, moins dominée encore
par ses idées, put mieux s'observer; elle crut apercevoir une douleur obscure vers le point de la
tête qui correspond à la fontanelle antérieure; elle
remarqua aussi que de ce point partait l'espèce de
serrement qu'elle ressentait vers le front et les
yeux, et qu'elle n'avait plus éprouvé depuis que
son état s'était amélioré; elle observa, en outre,
que les cheveux qui tombaient chaque fois qu'elle
se coiffait ne se détachaient que de ce même point;
de notre côté, après avoir provoqué ces observations, nous trouvâmes, en portant la main sur ce
point, qu'il présentait une température très-sen-
siblement plus élevée que celle des points envi-
ronnants.

De la réunion de ces faits, et après nous être
bien assuré, par un toucher réitéré, que le point
de la tête correspondant à la fontanelle antérieure

offrait une température plus élevée que les autres points dans la largeur d'une pièce de cinq francs environ, nous crûmes devoir conclure que l'aliénation mentale de Mme M... était le produit d'une inflammation locale du cerveau, à l'état chronique, et en conséquence nous nous sommes décidé à l'instant à la traiter comme si elle était atteinte d'une fièvre cérébrale : nous ne regardâmes plus dès lors le traitement moral que comme un moyen très-secondaire, et seulement propre à écarter l'excitation de la partie affectée. Nous prescrivîmes à la malade de tenir le point du cerveau présumé malade, continuellement couvert de glace, de prendre matin et soir un bain de pieds animé ; de prendre tous les jours un bain domestique de deux heures au moins de durée, et toujours sans quitter la glace. Comme l'époque de la menstruation était passée depuis deux jours, et que rien n'annonçait qu'elle dût se produire, nous fîmes pratiquer une saignée du pied ; du reste la malade continua l'usage du sel d'epsom tous les trois jours celui des lavements tous les jours ; elle continua aussi les boissons délayantes et le régime doux.

Dès le premier jour de ce traitement, il y eut

une amélioration sensible; à peine la glace fut-elle appliquée que l'agitation diminua d'une manière marquée; la nuit fut meilleure et le réveil moins pénible.

En cinq ou six jours, l'état de Mme M... fut tellement amélioré, que nous ne doutâmes plus de sa prochaine guérison; au bout de dix jours, nous la jugeâmes assez bien pour pouvoir la mettre en rapport avec ses enfants; elle fut un peu agitée dans le moment, mais la nuit fut bonne, et le mieux se soutint; huit jours après, son mari vint la chercher, et elle partit avec ses enfants pour se mettre à la tête de son ménage, emportant la règle de conduite qu'elle devait suivre avec exactitude pendant six mois consécutifs.

La malade a continué le traitement chez elle, où elle s'est parfaitement rétablie (1); elle a depuis perdu son dernier enfant, son père et sa mère, sans avoir rien éprouvé de fâcheux pour son état moral, qui, au dire de toutes les personnes qui la connaissent, n'a, à aucune époque, été aussi satisfaisant.

(1) La menstruation a eu lieu pour la première fois, après quatre mois de suppression, environ vingt jours après le retour de la malade dans sa famille.

Il y a aujourd'hui quatorze ans que Mme M...
est guérie, et son état moral est toujours parfaitement sain.

N. B. Il est bon de dire qu'en renvoyant la malade chez elle, nous lui avons tracé par écrit le
traitement qu'elle devait continuer pendant six
mois, afin de détruire toute disposition à la récidive; ce qui a été exécuté de sa part avec un soin
religieux, comme elle nous en avait fait la promesse
avant son départ.

IIIe Observation. — *Idées relatives à une grande
fortune et à une haute science.*

M. C..., homme de lettres, célibataire, âgé de
quarante-cinq ans, d'un tempérament sanguin-
nerveux, d'un caractère un peu singulier, quelquefois même un peu bizarre, aimait à plaisanter ses
amis jusqu'à la taquinerie, souvent triste et parfois
d'une gaieté folle; il avait usé assez largement des
plaisirs de la vie, et particulièrement des plaisirs
de l'amour.

Après avoir éprouvé un vif chagrin qui le rendit
complétement morose pendant plus d'une année
entière, ses amis s'aperçurent qu'il revenait peu à
peu à son caractère habituel; mais que depuis

5

quatre à cinq mois il lui était cependant arrivé plusieurs fois d'apostropher quelques-uns d'entre eux, sans motif, d'une manière assez vive et fort inconvenante, en faisant valoir la grande supériorité que lui donnaient, suivant lui, son instruction et son talent d'écrivain.

Dans le même temps, un de ses amis les plus intimes, devenu ministre, voulant en faire son secrétaire particulier, vit avec étonnement, en lui faisant écrire quelques lettres, qu'il n'était plus capable d'en remplir les fonctions.

M. C... avait fondé de grandes espérances sur la haute position de son ami; il trouva qu'il lui faisait bien attendre sa nomination à la place de secrétaire particulier du ministre; il s'en inquiéta, et ses inquiétudes précipitèrent le développement de la maladie.

Depuis un mois environ, M. C... dormait peu et mal; il ne manquait pas d'appétit, et buvait avec peu de modération du vin pur et des vins excitants; ne pouvant dormir, il se levait souvent au point du jour, et allait sur les sommités de Montmartre admirer le lever du soleil.

Bientôt M. C... se crut très-riche et devint d'une grande libéralité; sa grande fortune, disait-il, ve-

nait d'une opération commerciale dans laquelle
un de ses amis l'avait intéressé, et comme il n'a-
vait pas beaucoup d'argent, il achetait à crédit,
bien persuadé qu'il ne tarderait pas à pouvoir
payer avec les immenses bénéfices qui devaient lui
revenir : il avait, à cette époque, le pouls vif, la figure colorée et les yeux brillants; il était gai et
parfaitement satisfait de son sort.

Un jour qu'il avait invité ses amis à un grand
repas chez un traiteur, quelques-uns d'entre eux
profitèrent de cette circonstance pour lui proposer
d'aller visiter une maison de campagne qu'il désirait
acquérir, et on le conduisit dans une maison de
santé d'aliénés : cette mesure était nécessaire à
prendre; M. C... avait peu de fortune; il était seul
dans un petit appartement, et déjà il avait fait des
dettes.

C'est dans le mois de juin 1838 qu'eut lieu la
séquestration; pour retenir le malade, on eut besoin de recourir à la force; il y eut un grand combat, et par suite une grande exacerbation de la maladie : M. C... devenu furieux, on fut obligé de le
contenir au moyen de la camisole de force.

Nous ignorons combien de temps on fut obligé
de lui laisser la camisole de force, et quel traitement

fut administré ; mais l'ayant vu deux mois après son entrée dans la maison de santé, nous reconnûmes que l'exaltation était plus grande qu'avant l'époque de son entrée ; non-seulement il se croyait très-riche, mais il se croyait fort comme un Hercule ; il montrait ses mollets qu'il voyait gros, bien qu'ils fussent petits ; il se disait grand danseur et grand poëte ; il travaillait à traduire en vers divers ouvrages qui étaient en prose, et comme l'opération commerciale n'avait rien produit, il établissait sa grande fortune sur le grand prix qu'il devait retirer de la vente de ses ouvrages.

Au commencement de l'été de 1831, le malade, qui avait été placé à la section des incurables depuis près de deux mois, nous parut moins agité, moins tenace dans ses idées ; il était amaigri et plus faible ; la bouche était visiblement tournée à gauche, et M. C... avait l'air de boiter ; on voyait qu'il traînait un peu la jambe droite : ces deux symptômes annonçaient à n'en pas douter une lésion du cerveau déjà avancée ; on le regardait dans la maison comme dangereusement malade.

C'est dans cet état que nous ayant témoigné, comme toujours, le désir de sortir, nous lui promîmes d'en parler à ses amis, et nous l'assurâmes que bientôt nous viendrions le chercher pour le conduire à la campagne, chez son père, où nous lui donnerions nos soins, s'il nous promettait de se soumettre exactement à tout ce que nous prescririons comme à tout ce que nous exigerions de lui.

En effet, vers le commencement du mois de juillet 1831, le malade fut conduit chez son père.

Traitement. Le surlendemain de son arrivée, on appliqua vingt sangsues au fondement; nous prescrivîmes une boisson délayante à prendre le matin et dans la journée avec un sirop acide de groseilles, de vinaigre, de limon ou de cerises, et le soir, avec le sirop d'orgeat; un bain de pieds de douze à quinze minutes à prendre matin et soir, en se couvrant la tête d'un linge mouillé d'eau froide; tous les jours un lavement émollient, et tous les huit jours un purgatif composé d'une once de sel d'epsom (sulfate de magnésie) dans du bouillon aux herbes.

Régime. Le malade faisait trois légers repas par jour : le matin, du lait ou du café au lait très-léger en café; à deux heures, le dîner, composé d'un potage maigre ou au lait, ou un bouillon coupé, un peu de viande blanche ou du poisson, un plat de légumes et du fruit à discrétion, peu de pain, et pour le remplacer des pommes de terre

cuites à l'eau ; le soir, une tasse de lait ou un petit
potage et quelques fruits.

Défense absolue de se livrer à aucun travail d'esprit, point de lecture attachante, ne rien écrire,
pas même la plus petite lettre ; s'occuper à des travaux manuels et faire de grandes promenades, en
ayant soin, pendant les chaleurs, de se mouiller la
tête en la couvrant d'un mouchoir trempé dans
l'eau chaque fois que, dans le cours d'une promenade, on rencontrerait quelque ruisseau ou quelque fontaine.

Pendant trois mois de suite, l'application des
sangsues au fondement fut réitérée.

Nous visitions M. C... deux fois par semaine ; à
notre seconde visite, nous passions ordinairement
une journée entière avec lui, et cette journée était
consacrée à de longues promenades et à des conversations qui avaient pour but de le ramener à la
raison.

Dès le deuxième mois de ce traitement, la bouche avait repris son état normal et le malade ne
traînait plus la jambe droite, la mémoire revenait
chaque jour plus sûre et plus nette ; l'aliénation ne
reparaissait plus que par moments de peu de durée,
particulièrement après le repas, et le soir lorsque

le malade séjournait un peu avec son père dans une petite pièce basse de plafond; il se sentait alors la tête embarrassée et éprouvait le besoin de sortir pour prendre le frais et se couvrir la tête d'eau froide.

Au bout de trois mois, il n'y avait plus de retour à l'aliénation, le malade était en état de faire de grandes courses. La santé générale était bonne, le sommeil parfaitement calme; nous cessâmes alors nos visites, en recommandant à M. C... et aux personnes de la maison de ne jamais se départir d'un régime doux, assez abondant pour satisfaire le besoin, mais toujours peu substantiel; d'entretenir la liberté du ventre; d'user toujours d'une boisson délayante; d'éviter avec soin l'usage du vin pur, du café noir et des liqueurs fortes, et d'habiter une chambre bien aérée et peu chaude.

Pendant une année la santé de M. C... fut bonne, il n'y eut pas de retour à l'aliénation, bien qu'il se fût relâché du régime prescrit. Son père était fort âgé, il aimait la bonne chère et le bon vin, son bouillon était un fort consommé; il s'ennuyait d'avoir dans son fils un convive qui ne faisait pas honneur à sa table; il l'engagea à faire comme lui, et lorsque son domestique, jeune

homme très-intelligent, remarqua la fâcheuse influence de ce régime, et voulut lui faire à cet égard
quelques observations, le vieillard se fâcha ; le domestique fut menacé d'être renvoyé.

Vers la fin du second hiver, nous fûmes de nouveau appelé auprès du malade, la folie s'était re-
produite, mais avec moins d'exaltation que lors
de la première invasion de la maladie ; le traitement que nous prescrivîmes fut mal suivi ; le régime, sans lequel il ne faut pas attendre de guérison
pour les aliénés, n'était pas suivi du tout ; nous
vîmes nous-même, étant à table avec M. C...,
père, celui-ci offrir à son fils des aliments dont
nous lui avions défendu l'usage ; le domestique
n'osait plus rien dire ni rien faire pour nous seconder. Nous ne pouvions, dès lors, plus rien pour
le malade ; nous donnâmes le conseil de le replacer
dans la maison de santé, d'où nous l'avions fait
sortir ; deux mois après son entrée, il avait cessé de
vivre.

IVᵉ Observation. — *Monomanie avec tendance*
au suicide.

M. H...., âgé de cinquante ans, ancien colonel
d'état-major, d'un tempérament nerveux ; devenu

magistrat, homme de lettres de beaucoup d'esprit et d'instruction, était, depuis douze ans, affecté d'une monomanie (il croyait avoir la cataracte). Depuis plusieurs années cette monomanie avait acquis un tel caractère d'intensité, que M. H.... avait dû renoncer à tout travail littéraire, et même à siéger à la Cour dont il faisait partie; depuis six mois la tendance au suicide était devenue telle, que la famille au sein de laquelle il vivait fut obligée de le faire garder à vue, afin d'en prévenir l'exécution.

Fatiguée d'une surveillance aussi pénible, et craignant un malheur malgré tous les soins dont elle environnait le malade, elle écrivit à l'un de ses frères, à Paris, de se rendre auprès de lui, et de l'emmener où il jugerait convenable; qu'elle ne pouvait plus se charger d'une pareille responsabilité.

M. H.... fut amené à Paris, et confié à nos soins le 29 juillet 1833.

Aspect général du malade. Petite stature, médiocre embonpoint, teint légèrement jaune s'animant par bouffées; tête chauve, yeux enfoncés et couverts, parole brève, disposition des traits annonçant une préoccupation.

Symptômes. Le pouls est petit et fréquent, la peau chaude et sèche, la langue est légèrement couverte d'un enduit jaunâtre, elle est humide; il y a peu de soif, peu d'appétit, le ventre est resserré, et les urines sont tantôt rares et tantôt abondantes, et très-claires; les digestions se font mal et les nuits sont très-mauvaises; le sommeil est agité, et lorsque le malade se réveille, il sent à l'instant même comme un coup qui lui frappe le creux de l'estomac avec violence, et la monomanie est alors portée au plus haut degré; le malade s'agite, il pousse des gémissements, veut sortir de son lit, se croit aveugle, et parle avec véhémence de se détruire; il veut ouvrir la croisée pour s'y jeter.

Le moment du réveil était toujours le plus pénible : pour ne pas l'éprouver, le malade aurait voulu ne pas dormir, et afin de l'éviter, il luttait quelquefois avec le sommeil. Ce grand trouble qui suivait le réveil diminuait peu à peu dans le cours de la matinée, et au bout de plusieurs heures l'effet de cette exacerbation avait disparu, le malade était plus calme et la préoccupation de son état ne l'empêchait plus alors de pouvoir causer sur la maladie dont il se croyait atteint, d'écouter les consolations que nous lui donnions, et de comprendre comment

par un traitement physique, secondé par les bons
soins que lui donnerait son frère, nous parvien-
drions à le guérir.

M. H.... était aussi plus agité après le repas; la
vue lui semblait plus obscure, ses craintes alors
augmentaient; il y voyait, disait-il, très-difficilement,
et cependant il lisait avec facilité les caractères les
plus fins.

Durant le cours de la journée, il n'osait sortir
seul, dans la crainte de heurter les personnes ou les
objets qu'il pouvait rencontrer sur son chemin; il
lui semblait que des ombres l'enveloppaient. La
vive clarté du jour le fatiguait, les ombres de-
venaient plus intenses, l'obscurité plus profonde;
il se laissait conduire alors tout à fait comme un
aveugle.

La vérité est que ses yeux étaient parfaitement
transparents, que la pupille présentait une grande
mobilité, plus grande, plus rapide qu'elle ne l'est
ordinairement dans l'état normal; la rétine semblait
plus sensible, plus impressionnable.

Traitement. Application de vingt-cinq sangsues au fondement, bain de pieds matin et soir, de
quinze minutes de durée, en gardant la tête couverte d'une vessie remplie de glace; lavement

émollient matin et soir, tous les deux jours un bain domestique de deux heures de durée, avec des affusions d'eau froide sur la tête.

Pour boisson, l'eau de chiendent avec le sirop de cerises pendant le jour, et le sirop d'orgeat le soir et pendant la nuit.

Régime. Le matin, un potage maigre au beurre ou au lait, une bavaroise au lait, du chocolat ou café léger au lait, avec quelques tartines de beurre. Pour le dîner, potage au gras ou au maigre, ou au lait, un peu de bouilli, ou un peu de veau, ou du poulet bouilli ou rôti, ou du poisson avec peu de pain, un plat de légumes, et des fruits à discrétion, des pommes de terre cuites à la vapeur, à discrétion, comme supplément du pain, recommandation de ne pas satisfaire complétement l'appétit, et de ne boire aux repas que de l'eau pure ou légèrement rougie.

Nous défendîmes au malade de parler de sa maladie à qui que ce fût; nous prescrivîmes aux personnes qui l'entouraient de ne point le contrarier, de ne pas raisonner avec lui sur sa maladie, de ne pas l'écouter lorsqu'il en parlerait, en s'appuyant de l'ordre du médecin pour n'avoir pas l'air de le désobliger, et d'appeler son attention continuelle-

ment sur d'autres objets ; de ne jamais le laisser
seul, et de le faire promener beaucoup dans les
lieux très-fréquentés, afin de l'obliger forcément à
s'occuper de toute autre chose que des idées qui
le dominaient.

Au bout de huit jours de traitement, le malade
était moins agité ; le réveil était moins pénible, le
coup qu'il ressentait au creux de l'estomac (et qu'il
appelait le *frappe*) en se réveillant était moins fort.

Même traitement, une once de sel d'epsom produit cinq ou six garde-robes.

Au bout de quinze jours, nouvelle application
de sangsues au fondement ; continuation du même
traitement ; tous les huit jours on administre de
nouveau le purgatif ; même régime.

Il y a une amélioration marquée dans l'état du
malade, il commence à croire ce que nous lui disons, que ses yeux ne sont point malades, qu'il n'a
aucune apparence de cataracte, même commen-
çante, mais qu'il a un point du cerveau dans un
état d'excitation morbide, et que de ce point partent
ses fausses sensations et ses fausses idées ; qu'il est
bien réellement malade, mais qu'il se trompe sur
la nature et le siége de sa maladie.

Nos visites, que nous faisons tous les jours, et

d'une heure de durée, amènent du calme qui se prolonge pendant plusieurs heures.

Après le premier mois de traitement, le sommeil est plus facile, plus calme; le *frappe* à l'estomac et l'agitation qui succèdent au réveil ont beaucoup perdu de leur intensité. Au dehors, il voit mieux à se conduire, il est moins triste, et commence à espérer qu'il pourra guérir.

Même traitement, même régime.

Nous ne permettons encore au malade aucune occupation d'esprit, aucune lecture, pas la plus petite lettre à écrire; des promenades dans des lieux fréquentés et la société de ses parents, à la condition qu'on ne parlera point de sa maladie, doivent remplir tous ses moments; il ne doit d'ailleurs jamais rester seul.

Le mois suivant, M. H... prend ses bains à Tivoli avec la douche en arrosoir d'eau froide sur la tête. Vers le milieu du mois, nouvelle application de sangsues au fondement, continuation de tous les autres moyens de traitement, même régime.

A la fin de ce deuxième mois, le *frappe* à l'estomac, au moment du réveil, est à peine perceptible, et parfois il ne l'est pas du tout; l'agitation a beau-

coup diminué ; le malade peut se passer de con-
ducteur pour sortir.

Même traitement, même régime.

A la fin du troisième mois, M. H... se trouve parfaitement rétabli, il désire rentrer dans sa famille
adoptive, et reprendre son siége à la cour royale.

Nous l'engageons à continuer, après son retour,
le régime et même une partie du traitement pendant au moins six mois, afin de détruire la disposition à la maladie, et en prévenir la récidive ; de
ne se livrer pendant le même temps à aucun travail littéraire, à aucune lecture capable d'exiger le
moindre effort d'attention, et de se borner à siéger
à la Cour : il devait aussi éviter d'assister à toute
réunion un peu nombreuse, et de prendre part à
toute discussion et même à toute conversation sé-
rieuse un peu animée (1).

(1) Le 27 décembre suivant, une personne de la famille écrivait
à Paris, au frère du malade, qui l'avait reçu chez lui :

« Nous sommes vraiment touchés de tous les soins que vous et
vos frères avez eus pour lui ; nous lui disons bien tout ce qu'il vous
doit, à vous surtout qui avez été son garde-malade, qui ne l'avez
pas quitté. Et vous a-t-il fallu de la patience et de la bonté ! vous
n'avez jamais été mis à pareille épreuve. Du moins vos soins ont eu
du succès, car c'est inouï que le changement qui s'est opéré en lui
dans l'espace de trois mois ; il n'y a qu'à se rappeler dans quel

M. H... occupe encore aujourd'hui, 1er juillet
1841, son siége à la Cour, et jouit d'une bonne
santé; nous espérions le revoir cette année à Paris, mais on nous a dit qu'il avait remis son voyage
à une autre année.

Vᵉ OBSERVATION. — *Incohérence d'idées.*

Mˡˡᵉ ....., âgée de vingt-un ans, d'un tempérament sanguin-lymphatique, devint aliénée sur la
fin d'une gastrite qui avait mis sa vie en danger.
Un jour, à la suite d'une lipothymie qui s'était prolongée, ses parents, craignant pour ses jours, lui
amenèrent un prêtre, qu'elle vit avec effroi près
d'elle au moment où elle reprit connaissance ; aussitôt ses idées devinrent confuses et incohérentes,
et elle ne prononça plus que des paroles sans liai-
son, répétant souvent le même mot. Des contra-

état vous l'avez emmené. Votre docteur l'a traité avec une science
que nous n'avons pas pu trouver chez nous, il a frappé juste et tout
lui a réussi. Notre Esculape a dit qu'il n'aurait jamais osé le traiter
de cette manière, parce qu'il lui a toujours vu des maladies si ex-
traordinaires, qu'il n'ose y toucher. Maintenant c'est nous qui faisons le docteur ; avec notre excellent guide, nous ne pouvons nous
tromper ; notre ordonnance à la main, il faut que notre malade marche. Maman est bien reconnaissante de la petite lettre du docteur ;
elle lui répondra un de ces jours. »

riétés venues d'un mariage manqué ont pu, nous dit-on, contribuer à produire l'aliénation, dont l'invasion fut néanmoins instantanée.

Cette malade était depuis dix-huit mois dans une maison de santé, quand elle fut confiée à nos soins ; sa folie consistait à danser et chanter en dansant, à prononcer des mots sans suite, et souvent le même mot pendant des heures entières : on ne pouvait obtenir aucune réponse aux questions qu'on lui adressait, ni fixer son attention d'une manière un peu durable sur un objet quelconque; lorsqu'on la sortait, il fallait la retenir avec force pour l'empêcher de voler les friandises qu'elle voyait étalées chez les pâtissiers, les confiseurs et les marchands de comestibles. Dans le cours des promenades qu'on lui faisait faire, elle s'obstinait assez souvent à vouloir ôter ses souliers et ses bas, et toujours sans rien dire, et sans avoir l'air de comprendre les raisons qu'on lui donnait pour réprimer cette fantaisie; seulement elle poussait des cris comme l'aurait fait une véritable idiote, et paraissait en colère de ce qu'on l'empêchait de faire sa volonté.

Mlle ... avait de l'embonpoint, l'œil était indécis, la physionomie peu mobile, le teint clair, et l'état

6

général annonçait une bonne et même assez forte
constitution. L'appétit était bon et le ventre habituellement resserré. Les règles n'avaient pas reparu
depuis plus de six mois.

Traitement. Boissons délayantes, application de
dix sangsues à chaque malléole interne.

Ce n'est pas sans peine et sans exciter des cris
que l'on parvint à faire prendre les sangsues, auxquelles nous n'avons eu recours que parce qu'il
a été impossible de pratiquer la saignée du pied.
Bains de pieds matin et soir, avec la tête couverte
de glace. Tous les deux jours, un bain domestique
de deux heures de durée, et pendant le bain des
affusions d'eau froide sur la tête. Tous les trois
jours, purgation avec dix grains de calomel dans
son café le matin.

Régime. Le matin, une tasse de café au lait, avec
quelques tartines. A midi, un plat de légumes, du
fruit et peu de pain. Au dîner, un seul plat de
viande ou du poisson en petite quantité; un plat
de légumes et des pommes de terre cuites à la vapeur, à discrétion; de la salade, et des fruits pour
dessert; de l'eau légèrement rougie pour boisson
durant le repas.

On ne laisse pas la malade un instant seule, une bonne intelligente est mise auprès d'elle et couche dans sa chambre; tous les jours on la mène se promener, dans les rues, sur les boulevards, aux Tuileries, quand il fait beau temps; dans les passages et au Palais-Royal, lorsqu'il fait mauvais temps. Durant la promenade, on cherche à appeler son attention sur les objets divers que l'on rencontre; on lui demande de lire le nom de la rue, le numéro des maisons; on lui parle à chaque instant, en lui adressant quelques questions. On l'arrête subitement ou on la fait courir rapidement, pour éviter un cheval, une voiture; on la secoue par le bras pour lui montrer un passant, une dame, une toilette, toujours pour appeler son attention sur quelque chose de sensible.

Après les huit premiers jours de traitement, Mlle... cesse de danser et de chanter; on peut fixer quelques instants son attention, on lui donne quelques petits ouvrages de couture à faire; après quinze jours, on obtient qu'elle lise quelques lignes du journal; elle répète beaucoup moins souvent le même mot et commence à répondre à quelques questions.

A la fin du premier mois, nouvelle application

de sangsues; continuation des autres moyens de
traitement et du régime.

A la fin du deuxième mois, la malade cesse de
dérober les friandises qu'elle désire, et l'on satisfait
ses désirs; on obtient des réponses justes aux questions qu'on lui adresse, elle commence à suivre un
peu la conversation; elle travaille avec assez de
goût à quelques ouvrages manuels; elle peut lire
quelques pages, et paraît comprendre ce qu'elle lit.

Le sommeil est calme, et il arrive rarement
qu'elle répète plusieurs fois un même mot qui ne
paraît avoir aucune signification. A la promenade,
elle s'occupe de ce qu'elle voit et même de la personne avec qui elle est.

Dans les quinze premiers jours du troisième mois,
malgré le froid et le mauvais temps, qui souvent
empêchent la malade de sortir, son état continue à
s'améliorer, et tout faisait espérer une guérison prochaine, lorsque la bonne qu'on avait mise auprès
d'elle, par suite de mésintelligence avec la maîtresse de la maison, demanda à s'en aller, et chercha à apitoyer sa jeune maîtresse sur son sort;
elle en obtint des larmes de regret, mais presque
aussitôt toute l'amélioration fut perdue; le sommeil fut troublé, la malade se livra à toutes sortes

d'actes de folie, dont on ne pouvait concevoir les motifs; elle ne répondit plus à aucune question, prononça des mots sans suite et souvent le même mot pendant des heures entières; il n'était plus possible d'obtenir un moment d'attention, un instant de travail; pendant près de quinze jours, il fut même impossible de la faire sortir.

Pendant deux mois, il n'y eut aucune amélioration dans son état; au commencement du sixième mois, la malade, qui jusqu'alors avait occupé un appartement sur un jardin, fut placée dans un appartement sur la rue; le bruit de la rue et la vue des passants parurent agir d'une manière avantageuse sur son état moral; elle commença à fixer son attention sur les objets qui se présentaient à ses regards; on put obtenir des réponses exactes aux questions qu'on lui adressait; elle put lire quelques lignes de suite, s'occuper quelques instants de travaux manuels; enfin, elle répétait de jour en jour plus rarement ces mots sans suite qui formaient, depuis trois mois, son occupation de toute la journée; le sommeil était calme. On était au commencement du printemps; l'arrivée des beaux jours faisait espérer qu'en secondant le traitement par des promenades fréquentes on arriverait bien-

tôt à une guérison qu'il serait possible de consolider en continuant le traitement pendant quelques
mois encore. Mais les parents de la demoiselle, qui
résidaient en province, conseillés par un ami, la
retirèrent pour la placer de nouveau dans une
maison de santé, où, dans l'espace de huit jours,
elle perdit à peu près toute l'amélioration que
nous avions obtenue. A cette même époque, les
règles reparurent, mais il n'en résulta aucun bien
pour le moral de la malade, qui fut dès lors
regardée dans la maison comme n'étant plus susceptible de guérison.

VI⁰ OBSERVATION. — *Monomanie de la science,*
de la grandeur et des richesses.

M. H..., âgé de quarante-cinq ans, d'un tempérament sanguin-nerveux , habile graveur,
bon mécanicien, homme de goût, était parvenu, à force de travail, à monter une des
plus belles manufactures de toiles et mousselines
peintes de Mulhouse; ses efforts furent couronnés
par de brillants succès, et il faut le dire, il s'occu-
pait de cette fabrication en véritable artiste.

Depuis deux mois on s'était aperçu que M. H...
se trouvait habituellement dans un état d'exalta-

tion qui n'était point naturel; il s'exagérait son savoir et sa fortune, et en parlait avec peu de modestie; il était agité, dormait peu, et parfois tenait des discours incohérents.

Au mois d'août 1836, M. H... vint à Paris avec sa femme et un enfant malade, et, le 5 du même mois, il fut confié à nos soins.

M. H... a le visage coloré, les yeux vifs, le pouls fréquent; il se dit très-bien portant, parle beaucoup et avec exaltation; sa conversation est bien suivie, et ce qu'il dit ne pèche que par l'exagération; sa conduite est conforme à ses pensées : il se croit très-riche; il fait des dépenses qui ne sont point en rapport avec sa fortune.

Malheureusement pour M. H..., il avait une femme fort légère qui le contrariait beaucoup, et à laquelle nous avons pu bien difficilement faire comprendre qu'il fallait excuser tout ce que son mari pouvait lui dire de désagréable ou de déraisonnable; qu'il était malade, et que toute sa conduite, en paroles et en actions, était le produit de sa maladie. Madame avait l'habitude d'avoir une table bien servie; elle aimait le monde et les plaisirs, toutes choses dont M. H... s'accommodait fort bien. Nous vîmes bientôt que, pour traiter le malade avec succès, il fallait le sortir de Paris pour le soustraire aux causes physiques et morales capables d'entretenir la maladie.

Comme M. H... ne se croyait point malade, nous eûmes beaucoup de difficultés pour l'amener à suivre un traitement et à tenir le régime que nous lui prescrivions; il ne nous fut même jamais possible d'obtenir de madame qu'on ne présentât sur table que les aliments dont le malade pouvait user.

Traitement. Application de sangsues au fondement; bains de pieds matin et soir, avec la tête couverte d'une vessie remplie de glace pilée; bain domestique de deux heures de durée, avec des affusions d'eau froide sur la tête. Nous assistons à son premier bain, et nous lui faisons les affusions. Pour boisson, de l'eau de chiendent avec du sirop de groseilles ou de cerises, ou du sirop d'orgeat; lavement simple tous les jours, et tous les trois jours purgation provoquée avec 64 grammes de sel d'epsom dans du bouillon aux herbes.

Régime. Une petite quantité d'un seul plat de viande blanche, ou du poisson; peu de pain; des pommes de terre, des légumes et des fruits, assez pour satisfaire le besoin; de l'eau rougie pour boisson.

Pendant le premier mois qu'il resta à Paris, ce traitement, et surtout le régime, ne furent suivis que très-imparfaitement. Cependant il y eut un peu d'amélioration dans son état. M. H... ne se croyant pas malade, nous pouvions difficilement lui persuader qu'il avait besoin de soins ; il fallait discuter avec lui la nécessité de modérer l'état habituel d'excitation où il se trouvait, et de prévenir ainsi, en prenant quelques précautions, la maladie qui pourrait se produire.

Le mois suivant il s'établit à Auteuil ; il eut alors moins de visites et des occasions moins fréquentes de se livrer à ses préoccupations ; un jeune homme intelligent qu'il affectionnait fut placé auprès de lui, et comme il avait beaucoup de confiance dans l'homœopathie, nous nous entendîmes avec un médecin homœopathe dont on lui avait parlé, pour l'engager à suivre un traitement et un régime convenables. Comme il se refusa à faire usage du sel d'epsom, prétendant qu'il n'avait pas besoin d'être purgé, le médecin homœopathe lui donna quelques globules pour lui tenir le ventre libre, dit-il, et six à huit décigrammes de calomel qu'il prit tous les deux ou trois jours dans la tasse de lait ou de café au lait qu'il prenait le matin, lui tinrent le ventre toujours libre, et il admirait la vertu des globules, qui agissaient encore plus d'un mois après qu'il les eut pris.

Il n'était permis à M. H... de se livrer qu'à des travaux manuels, au jeu de billard et à la promenade.

Traitement. Deux nouvelles applications de sangsues eurent lieu à un mois d'intervalle de la première, et à la même distance entre elles; les autres moyens furent continués.

Sous l'influence de ce traitement, le sommeil devint plus calme, l'agitation et l'exaltation diminuèrent peu à peu; enfin, dans le cours du mois d'octobre, le malade revint parfaitement à la raison.

M. H... était très-bien depuis environ quinze jours, et commençait à se préoccuper de son retour à Mulhouse; il reconnaissait alors qu'il avait été réellement malade et paraissait bien disposé à suivre nos conseils, lorsque, par malheur pour lui, un ami officieux ou un parent lui témoigna le désir de lui amener un médecin de l'hospice de Charenton, et l'engagea à prendre son avis sur ce qu'il devait faire pour assurer sa convalescence. Le médecin se rendit auprès de M. H... sans que

nous en fussions prévenu, et lui donna, par écrit,
une consultation motivée, dans laquelle il l'enga-
geait à aller passer l'hiver à Nice, et à s'y rendre
en passant par Bordeaux, Toulouse et Montpellier;
abandonnant du reste tout traitement qu'il ne ju-
geait plus nécessaire, puisque le malade était guéri,
et lui permettant un régime plus substantiel.

Lorsqu'on nous donna connaissance de la consultation, le malade commençait à s'occuper d'em-
baller ses effets, les uns pour Mulhouse, les autres
pour le voyage; il continuait à être bien; cependant l'embarras du départ paraissait lui être pénible. Nous lui fîmes connaître que nous n'étions
pas de l'avis du médecin qu'il avait consulté, que
nous regardions le voyage comme dangereux, et
nous écrivîmes à notre tour les motifs sur lesquels
nous fondions notre opinion. Dans le cas où le
départ serait résolu, nous conseillâmes à M. H...
de se rendre *directement* à Nice par la route la plus
courte, de coucher chaque soir, de prendre un
bain de pieds tous les jours, un bain avec les affusions d'eau froide au moins tous les deux jours, et
de continuer rigoureusement les boissons délayantes et le régime prescrit, sans jamais se permettre
ni l'usage du vin pur ni celui des liqueurs et du

café noir, et qu'une fois arrivé à Nice il devait
continuer le traitement tel qu'il l'avait suivi, comme
s'il était encore malade, lui assurant qu'il fallait
plus de temps encore pour consolider la guérison,
c'est-à-dire pour éteindre complétement toute pré-
disposition à la maladie, qu'il n'en avait fallu pour
la guérir.

Entre deux médecins dont l'un gêne le malade
dans ses désirs et l'assujettit à un traitement suivi
et à un régime sévère, et dont l'autre lui promet
du plaisir et lui lâche, comme on dit, la bride sur
le cou, il n'y avait pas à hésiter ; Mme H... surtout
fut grandement de l'avis de ce dernier. On s'ache-
mina donc sur la route de Bordeaux ; arrivé dans
cette ville, le malade était à merveille : on voit le
monde, on va au spectacle, et on écrit à l'oncle de
Paris que M. H... est on ne peut mieux, et qu'il a
bu le vin pur à la santé du docteur Petit. Ce res-
pectable oncle, M. Risler, nous communique la
lettre qu'on lui a écrite, et qui a été si agréable
par son contenu. Tant pis, lui disons-nous ; at-
tendez une seconde lettre avant de vous réjouir.
Malheureusement notre prévision n'a été que trop
vraie : la seconde lettre, écrite à trois jours d'intervalle, disait que le malade était un peu agité, et

la troisième, qui la suivit de près, annonçait son retour sur Paris, avec la camisole de force et un médecin pour l'accompagner. Arrivé à Paris, M. H... fut placé dans une maison de santé, et un mois après il avait cessé de vivre.

VIIe Observation.

Mlle R. S..., âgée de vingt-huit ans, couturière, d'un tempérament nerveux et d'une constitution sèche, était d'un caractère assez gai ; depuis deux mois, à la suite de chagrins domestiques et d'un travail souvent prolongé dans la nuit, on remarqua qu'elle avait perdu de sa gaieté et qu'elle recherchait la solitude : elle avait l'air préoccupée, ne travaillait plus d'une manière aussi assidue, mangeait peu et se plaignait de ne pouvoir dormir ; on remarqua également qu'elle devint plus susceptible, plus irritable à la moindre contrariété ; enfin, le 10 mai 1833, après avoir pris la veille un peu d'eau-de-vie brûlée à la fin du dîner, et avoir passé une nuit très-agitée, elle raconta le matin à sa sœur qu'un génie l'avait tenue éveillée toute la nuit en lui parlant aux oreilles, et que depuis qu'elle était levée, plusieurs personnes la poursuivaient de leurs cris et voulaient la battre ; elle était alors à l'époque menstruelle, qui ne parut point.

Sa sœur chercha à la rassurer, lui disant qu'elle ne devait rien craindre, qu'il n'y avait personne dans la maison. La malade, dit-elle, avait la face colorée et les yeux brillants : un médecin appelé reconnut l'aliénation mentale, pratiqua une saignée qui produisit un peu de calme, et donna le conseil de conduire Mlle R. S... à la Salpêtrière.

Entrée le 17 mai, elle fut, par erreur, envoyée dans notre service comme épileptique, le 18 du même mois.

Le 19, à notre visite, elle parut triste et craintive, elle regardait sans cesse autour d'elle avec un air inquiet. Interrogée sur ce qui causait son inquiétude, elle dit que des personnes criaient après elle et la poursuivaient pour la battre; durant la nuit, elle s'était levée plusieurs fois pour se soustraire à leur fureur.

Le pouls était petit et fréquent, la respiration souvent entrecoupée de soupirs; le teint, quoique coloré, présentait un fond légèrement jaunâtre; la langue était humide, légèrement chargée; il y avait peu d'appétit, et depuis deux jours il n'y avait pas eu de garde-robe.

Nous fîmes placer cette malade à l'infirmerie, auprès d'une convalescente qui ne manquait pas d'intelligence, et qui voulut bien lui donner ses soins.

Traitement. Bain d'une heure avec des affusions d'eau froide sur la tête, lavement purgatif; boisson délayante; le soir, bain de pieds animé avec de la moutarde, avec des compresses d'eau froide sur la tête durant le bain. Un demi-litre d'émulsion d'amandes pour la nuit; demi-ration. Recommandation d'occuper la malade, de la distraire, de ne point la laisser seule, de ne point la contrarier et de ne souffrir aucune conversation relative aux visions qui la poursuivent.

Le 20, le lavement a produit deux selles abondantes; la nuit a été moins agitée.

Même traitement, lavement simple tous les jours.

Le 25, une bouteille d'eau de Sedlitz contenant 32 grammes de sel, provoque quatre garde-robes; du reste, même traitement, même régime.

Le 30, la malade est plus paisible, le sommeil est calme et réparateur; pour la première fois le génie ne lui a point parlé; dans le jour et surtout à son réveil, elle est encore poursuivie par les mêmes voix qui la menacent, mais elle s'effraye moins, et commence à croire qu'elle n'a rien à craindre.

Le traitement est continué comme il suit : tous les huit jours, un lavement purgatif ; tous les quinze jours, une bouteille d'eau de Sedlitz, contenant 32 grammes de sel ; à chaque époque, quinze sang-sues aux grandes lèvres. Le bain avec les affusions d'eau froide tous les deux jours ; continuation des autres moyens.

A la fin du second mois, la malade est parfaitement revenue à la raison, et parle du désir qu'elle a de se placer en maison ; à la troisième époque, les règles reparaissent, et à la fin du troisième mois de son séjour, pendant lequel le traitement a été continué avec la même exactitude, Mlle R... S... est sortie bien portante et bien saine de raison, emportant avec elle la règle de conduite qu'elle devra tenir pour se conserver en santé.

VIIIe Observation.

M. R..., âgé de soixante-quinze ans, ancien maître d'école retraité parmi les bons pauvres de Bicêtre, d'un tempérament sanguin et d'une bonne constitution ; était assez sujet à se prendre de vin.

Depuis près de trois mois, on s'apercevait que,

sans être ivre, il manquait souvent de raison, tenait des propos incohérents, cherchait querelle à ses voisins, et à ses amis, et souvent pendant la nuit criait, se levait et courait dans le dortoir, en disant qu'un diable le poursuivait ; on venait à lui, on le calmait, et il finissait par croire qu'il avait obéi à un rêve.

Le 10 août 1836, à la suite d'une libation de vin et d'eau-de-vie, il fut amené à la grande infirmerie, dans un état complet d'aliénation mentale furieuse comme il faisait beaucoup de bruit, on le plaça dans une petite salle où il n'y avait pas de malades, on lui mit la camisole de force, et toute la nuit se passa en cris, en chants et conversation bruyante et sans suite.

Le 11, à notre visite, il présente l'état suivant : front chaud, visage animé, yeux brillants, langue humide légèrement blanche, pouls plein, dur, peu fréquent; respiration longue, agitation pour se dé-barrasser de sa camisole, vociférations, injures, menaces, ne répondant point aux questions qu'on lui adresse, et tenant des propos incohérents.

Traitement. Saignée du bras de cent grammes, deux larges vésicatoires camphrés aux jambes, lavements purgatifs, et pour boisson l'eau de chiendent émulsionnée; diète.

Le 12, même état. — Deux lavements émolliens, ventouses scarifiées aux cuisses; même boisson.

Le 13, le malade a été moins agité pendant la nuit; le visage est moins coloré, ses yeux sont moins brillants, M. R... se plaint d'avoir mal à la tête, il est moins bruyant. — Les vésicatoires ont un bel aspect.

Traitement. Une bouteille d'eau de Sedlitz contenant 60 grammes de sel. Continuation des lavements émolliens.

Le 16, il y a eu du sommeil; le malade se plaint de souffrir des jambes, il ne crie plus, répond quelquefois assez juste aux questions qu'on lui adresse, et continue à tenir des propos incohérents.

Le 18, il a dormi une partie de la nuit; il est calme, parle de différentes visions qui l'obsèdent, et demande qu'on lui ôte la camisole. Il demande aussi de la nourriture, un demi-litre de lait lui est accordé.

Traitement. Lavement purgatif, même boisson.

Le 23, le malade est assez calme pour qu'on puisse lui ôter la camisole; le pouls et la respiration sont revenus à l'état normal; la tête est toujours chaude et douloureuse.

Traitement. Bain de deux heures avec affusion d'eau froide sur la tête, bain de pieds le soir; même boisson, même régime.

Le 28, le malade a passé une très-bonne nuit; il est très-calme, ne crie plus, et a encore par intervalles des visions singulières qui le tourmentent; la douleur de tête a beaucoup diminué.

Traitement. Une bouteille d'eau de Sedlitz contenant 48 grammes de sel; continuation des autres moyens; la durée du bain est réduite à une heure; demi-litre de lait, quart de pain.

Le 1er septembre, M. R...., à part ses visions qui le poursuivent, cependant moins, est assez calme pour être reçu dans la grande salle avec les autres malades; il nous remercie de ne l'avoir point fait passer dans la section des aliénés comme on nous le demandait, et promet de ne plus boire que de l'eau, sentant bien, disait-il, que le vin lui serait nuisible.

Le 10, le malade est parfaitement bien; il n'a plus de visions et se félicite beaucoup de ce qu'on a bien voulu le garder à l'infirmerie.

On continue le bain avec les affusions d'eau

froide pendant tout le mois, tous les deux jours ;
tous les huit jours on administre un lavement purgatif, et on augmente successivement la quantité
des aliments.

Pendant les premiers jours d'octobre, il est mis
à la portion sans vin, et reçoit à la place un demi-
litre de lait; le 5, il prend une bouteille d'eau de
Sedlitz contenant 32 grammes de sel, et le 6, il demande à sortir de l'infirmerie, ce qui lui est accordé.

IXe OBSERVATION.

M. W..., détenu à la maison de Clichy, âgé
de vingt ans, d'un tempérament sanguin et
d'une forte constitution, donnait depuis près
d'un mois des signes d'aliénation mentale ; il
tenait des propos qui paraissaient singuliers aux
personnes qui le voyaient habituellement. Depuis
le même temps, à peu près, il dormait mal, et souvent passait des nuits sans dormir. Il avait peu
d'appétit, et pour échapper momentanément au
chagrin de sa position, dont il s'exagérait les suites
fâcheuses dans l'avenir, il se prenait quelquefois
de boisson.

Depuis dix à douze jours, dès que l'heure de la

fermeture arrivait, il se mettait à la croisée de sa
cellule, et là se livrait, pendant une partie de la
nuit, à l'imitation des cris de différents animaux,
de manière à se rendre très-importun à ses voisins. Des plaintes étant survenues, on le prévint
que s'il continuait ses cris on le ferait descendre
passer la nuit au cachot; le même soir, il garda
le silence, mais un autre détenu s'étant amusé à
pousser des cris, les gardiens vinrent brusquement
à M. W... pour le saisir; il se défendit avec violence,
disant qu'il n'avait proféré aucun cri; on sut qu'il
disait la vérité, il fut laissé dans sa cellule; mais à
peine les gardiens furent-ils partis qu'il tenta de
se suicider en s'ouvrant la veine du bras gauche.
Le sang avait déjà coulé en abondance, lorsqu'un
détenu voisin se douta, aux propos que tenait le
malade, qu'il voulait attenter à sa vie; il appela
les gardiens; la cellule du malade fut ouverte, et
on le trouva baigné dans son sang; heureusement
l'artère brachiale n'était pas ouverte; le sang, qui
coulait en nappe parce que la chemise, remontée
en bourrelet, formait la compression d'une liga-
ture, put facilement être arrêté.

Le lendemain matin, 9 août, à notre visite, le
malade était pâle; ses yeux étaient injectés et bril-

lants; il n'avait pas dormi de la nuit, disait que sa
tête était un chaos, et qu'il était poursuivi par le
désir du suicide. Malgré la saignée de la veille, le
pouls était large, plein et dur.

Traitement. Bain de deux heures avec affusion
d'eau froide sur la tête; sinapismes sur les extrémités inférieures; limonade avec le sirop d'orgeat
pour boisson; lavement purgatif, diète.

Le 10, le pouls est encore plein et dur; le malade n'a pas dormi; même état de la tête.

Traitement. Vingt-cinq sangsues au fondement;
bain avec affusion d'eau froide; même boisson, diète.

Les 10 et 13, le malade a un peu dormi; le pouls
est moins élevé; la figure est toujours pâle; les
yeux sont moins brillants; la tête est moins chaude;
le chaos commence à diminuer; les réponses sont
brèves, mais justes, et M. W... convient que sa disposition au suicide est plus faible, et qu'elle n'est
véritablement que l'effet de sa maladie.

Même traitement, moins les sangsues, et de plus,
une bouteille d'eau de Sedlitz contenant 48 grammes de sel.

Le 16, le malade a été très-soulagé des évacua-
tions abondantes qui ont eu lieu le 13, et qui ont
é provoquées de nouveau le 15, par le même pur-

gatif à la même dose; il y a du sommeil, du calme, de la raison; le chaos se débrouille, l'idée du suicide a disparu; le pouls est à l'état normal; il y a de l'appétit.

Traitement. Un bain avec les affusions d'eau froide sur la tête tous les deux jours; bain de jambes matin et soir; continuation des lavements émollients. — Même boisson. — Un potage et un peu de légumes pour nourriture.

A la fin du mois, M. W... est parfaitement rétabli; il continue néanmoins l'usage du bain avec les affusions d'eau froide, et est bien décidé à suivre pendant longtemps un régime doux.

Aux observations que nous venons de tracer, nous aurions désiré joindre trois observations d'hypocondrie; mais comme nous en conservons le souvenir sans en avoir recueilli les détails, nous nous bornerons à en retracer les traits principaux.

Irᵉ Observation.

M. S... était un jeune homme brun, aux grands traits, aux joues creuses, d'une physionomie douce, âgé de 25 ans, d'un tempérament nerveux, d'une constitution sèche et d'un caractère craintif; il avait quitté Bordeaux, où était sa famille, et travaillait depuis dix mois dans une maison de banque, à Paris, lorsque devenu amoureux, et craignant de ne pouvoir obtenir en mariage la personne qu'il aimait, il fut pris presque subitement de palpitations et surtout d'une grande gêne dans la respiration. Ces deux symptômes augmentaient lorsque le malade marchait un peu vite ou montait l'escalier. Pendant la nuit, ils troublaient son sommeil et l'obligeaient souvent à rester sur son séant pour ne pas succomber; les urines étaient claires et abondantes; il y avait peu d'appétit, et le ventre était resserré. Le malade se croyait affecté gravement de la poitrine, et l'idée d'une mort prochaine le poursuivait sans cesse.

Après nous être assuré par la percussion et l'auscultation que les organes contenus dans la poitrine ne présentaient aucune altération organique; qu'en conséquence la gêne de la respiration était purement spasmodique, et que les palpitations dépendaient de la même cause nerveuse, ce que déjà nous avions pressenti en voyant le calme du cœur et la liberté de la respiration succéder rapidement aux palpitations et à une suffocation imminente, par le seul fait de notre conversation rassurante, nous prescrivîmes au malade l'usage des bains, l'eau de poulet pour boisson, et son retour le plus tôt possible au sein de sa famille.

Le malade suivit notre conseil; au milieu de sa famille sa guérison ne se fit pas longtemps attendre; quatre mois après son départ de Paris, il revint épouser la personne qu'il aimait, il n'avait plus ni palpitations ni gêne dans la respiration; il fut heureux dans son ménage, et, père de plusieurs enfants, il jouit d'une bonne santé.

11ᵉ Observation.

Mᵐᵉ la comtesse de D..., âgée de cinquante-cinq ans, d'un tempérament nerveux et d'une constitution sèche, à la suite d'affections morales des plus pénibles, amenées par la chute de l'empire, se plaignit de perte d'appétit, de défaut de sommeil, et surtout d'éprouver un sentiment de resserrement général, qui lui faisait croire qu'il lui serait impossible de marcher.

Cet état fut aggravé par l'usage des bains de Barèges, d'une boisson tonique et d'aliments excitants, que le médecin ordinaire de la malade lui prescrivit, croyant qu'il y avait un état de débilité générale, et des engorgements glanduleux dans le mésentère.

Après avoir examiné la malade avec soin, et nous être assuré que tous les organes étaient sains, qu'il n'y avait pas le moindre engorgement dans le mésentère, ce qui n'était pas difficile, attendu sa grande maigreur, nous prescrivîmes l'usage des bains émollients, de l'eau de poulet émulsionnée, et d'un régime doux. Lorsque nous fûmes appelé auprès de Mme de D..., le resserrement général qu'elle éprouvait était tel qu'elle ne voulait pas quitter son lit, disant qu'elle ne pourrait pas se tenir debout; nous la fîmes lever, en lui persuadant qu'elle se trompait; que non-seulement elle pourrait se tenir debout, mais encore qu'elle pourrait marcher. Et en effet, elle put se lever, marcher et même descendre l'escalier pour monter en voiture, en s'aidant de notre bras, et nous remarquâmes que notre présence la servait plus en dissipant ses craintes, que notre bras en lui fournissant un appui. Il nous fut dès lors démontré que nous avions affaire à une hypocondre, et que l'impuissance du mouvement était plus le produit de la crainte que le fait d'un défaut d'action musculaire.

Tant que la malade était debout, ou marchait, ou était au lit, elle parlait sans cesse du resserrement qu'elle éprouvait; mais dans la voiture, après dix minutes, un quart d'heure de mouvement, elle sentait ce resserrement s'affaiblir et enfin disparaître complétement, en sorte que lorsque nous lui demandions si elle l'éprouvait encore, elle nous répondait non, et se livrait alors, avec aisance, à la conversation et à l'espoir d'une guérison prochaine.

Les bains, l'eau de poulet émulsionnée, le régime doux, et surtout nos promenades en voiture, améliorèrent l'état de la malade; il y eut plus de sommeil, plus d'appétit; mais la nutrition se faisait mal. Mme de D... maigrissait, et hors de notre présence elle se trouvait toujours en proie à la crainte de ne pouvoir bientôt plus exécuter un mouvement.

L'expérience démontrait que le mouvement continu de la voiture pourrait amener la guérison; une consultation décida que Mme de D... devrait entreprendre un voyage : mais la France était envahie par les hordes ennemies, la famille en décida autrement; la malade fut conduite à la campagne, où son état ne fit que s'aggraver de jour en jour; on la ramena bientôt à Paris, où elle succomba dans le dernier degré de marasme.

Pendant tout le temps que nous avons donné

nos soins à Mme de D..., c'est-à-dire jusqu'à son départ pour la campagne, nous ne l'avons jamais entendue déraisonner sur aucun objet. Nous croyons
que ce sentiment de resserrement, et la crainte
qu'il faisait naître chez la malade, ont amené le
défaut de nutrition auquel elle a succombé.

IIIe OBSERVATION.

M. L...., âgé de quarante-deux ans, d'un tempérament sanguin-nerveux, d'une forte constitution, capitaine instructeur de cavalerie, ayant des
connaissances assez étendues en anatomie, devint
hypocondriaque à la suite d'excès vénériens et
d'un régime très-excitant.

A la suite d'une débauche, il fut pris tout à coup
pendant la nuit de vertiges et de douleurs variées
dans différentes parties du corps; il y eut passagè-
rement des palpitations, de la gêne dans la respiration ; il avait des inquiétudes dans les membres,
et il lui semblait qu'un fluide les parcourait en divers sens.

Des sangsues au fondement, des bains de pieds
firent disparaître les vertiges; mais les autres symptômes persistèrent, et il s'en manifesta de nouveaux des plus variés.

Le traitement prescrit par les médecins les plus distingués de Strasbourg n'amena qu'un soulagement passager. M. L..., en proie à la crainte d'une mort prochaine, et ayant des affaires à régler à Paris, se détermina à en faire le voyage, non sans avoir la crainte de succomber en chemin.

Cependant, il ne fut pas à quelques lieues de Strasbourg, qu'il se sentit beaucoup mieux, et fut parfaitement bien pendant le reste du voyage; arrivé à Paris, il fut assez bien pendant les deux premiers mois; il put vaquer librement à ses affaires; mais bientôt l'absence de toute occupation obligée, quelques écarts de régime, et surtout l'hiver amenant une vie plus sédentaire, M. L... vit peu à peu se reproduire tous les accidents qu'il avait éprouvés étant à Strasbourg.

Appelé auprès de lui au printemps suivant, nous trouvâmes au lit un homme d'une assez grande stature, le visage coloré, l'œil vif, la parole brève et forte, la respiration libre, le pouls à l'état normal, parlant et raisonnant à merveille sur toutes choses, mais se disant le plus malheureux des hommes, par les douleurs les plus variées qu'il éprouve dans les diverses parties du corps, les unes simultanées, les autres successives; supposant, d'après ces douleurs; des altérations profondes dans les organes et dans les membres, et une mort imminente qu'il sent venir, qui lui arrache des cris par la crainte où il est de succomber.

Au milieu de ce supplice effrayant pour le malade autant que pour les personnes qui l'entourent, l'appétit se soutient, les digestions sont parfaites; mais M. L... dit avoir beaucoup maigri, et il est presque entièrement privé de sommeil; il fait lui-même des efforts pour ne pas dormir, dans la crainte où il est, dit-il, de ne plus se réveiller.

Nous n'avons jamais vu de malade plus digne de pitié que ce brave militaire, ayant affronté la mort dans plus de vingt combats, portant d'honorables cicatrices, et se trouvant en proie à une série de fausses sensations, qui lui font croire à une inévitable et prochaine destruction de son être.

Cependant il discute avec son médecin tout ce qu'il éprouve, et s'aidant de ses connaissances en anatomie, il convient que son état n'a pas la gravité qu'il suppose; il se calme pendant sa visite, il reste calme quelque temps après; mais bientôt toute la puissance du médecin s'évanouit, et il retombe dans toutes ses angoisses, retrouve toutes ses terreurs.

Le seul phénomène réellement maladif que présente M. L... est une perte fréquente de semence, provoquée par des rêves et avec érection, qui le fatigue beaucoup. Cet accident est combattu avec succès par l'usage de lavements préparés avec la décoction de nymphœa.

L'usage des bains avec de légères affusions d'eau froide sur la tête, l'eau de poulet pour boisson, un régime doux et substantiel, mais surtout de fréquentes visites et de longues conversations; l'affirmation positive et toujours réitérée d'une guérison possible, l'obligation imposée de se tenir levé chaque jour aussi longtemps qu'il le pourrait, de marcher d'abord dans la chambre, puis dans la rue, et d'arriver peu à peu à faire de longues promenades, amènent, dans l'espace de trois mois, un changement complet dans l'état du malade; les terreurs diminuent et disparaissent, le sommeil revient, M. L... reprend de l'embonpoint, des forces et de la gaieté, et nous remercie bientôt de nos bons soins.

Au bout de dix-huit mois, il nous fait demander de nouveau; nous le trouvons les traits altérés et très-amaigri, en proie aux mêmes souffrances et aux mêmes terreurs, mais avec un découragement plus profond; il était retombé dans cet état à la suite de chagrins domestiques et pour avoir cessé ses promenades à cause du mauvais temps. Nous lui conseillons de revenir au traitement qu'il avait déjà suivi avec succès; mais le découragement du malade avait passé chez sa femme, nous ne trouvions plus de volonté capable de nous seconder. M. L... demeurait alors fort loin de nous, il nous était impossible de lui faire des visites assez fréquentes; après deux ou trois visites, voyant que nous perdrions notre temps à faire des prescriptions qu'on n'exécutait point, nous avons cessé de le voir. Nous pensons qu'il aura succombé dans un état de marasme qui était déjà très-avancé.

Le seul moyen de guérison à cette époque, si elle avait été encore possible, c'était le voyage; mais l'argent pour le faire manquait. C'est là le malheur du pauvre; il faut qu'il succombe, lorsque le moyen qui pourrait le sauver est coûteux et dépasse ses faibles ressources.

FIN.

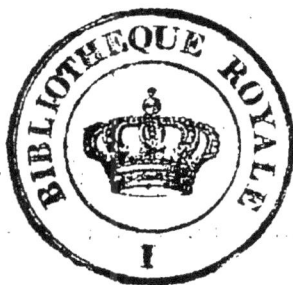

www.ingramcontent.com/pod-product-compliance
Lightning Source LLC
Chambersburg PA
CBHW071207200326
41519CB00018B/5402